Drees

Typgerecht zum Wunschgewicht mit dem 5-Elemente-Prinzip

Über die Autorin

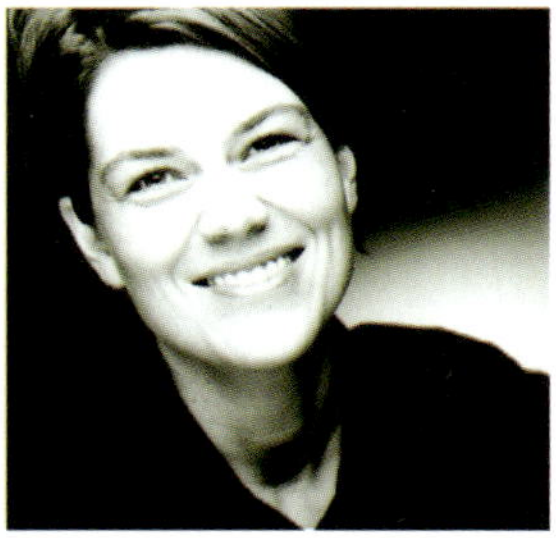

Dr. med. Angela Drees ist Fachärztin für Allgemeinmedizin mit den Schwerpunkten Naturheilverfahren, TCM und Akupunktur. Durch mehrere Zusatzqualifikationen im In- und Ausland erwarb Sie sich auf dem Gebiet der TCM ein breites Wissensspektrum – von der Pulsdiagnose über Heilkräuter und Akupunktur bis hin zur Gesichtsdiagnostik. Nach mehrjähriger klinischer Erfahrung mit TCM und Naturheilverfahren praktiziert sie in Düsseldorf in ihrer eigenen Praxis und berät dort unter anderem übergewichtige Patienten, Diabetiker und Patienten mit speziellen Krankheitsbildern.
Weitere Informationen erhalten Sie unter www.dr-drees.de

Dr. med. Angela Drees

Typgerecht zum Wunschgewicht

mit dem 5-Elemente-Prinzip

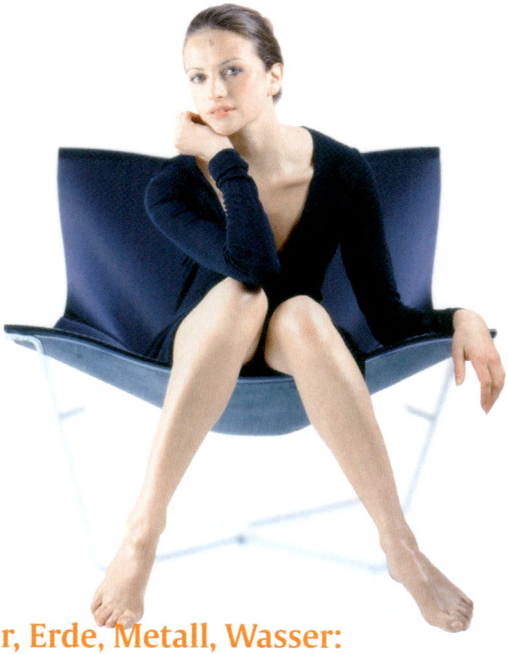

Holz, Feuer, Erde, Metall, Wasser: Den eigenen Typ erkennen und abnehmen wie von selbst

Haug

Bibliografische Information der Deutschen Bibliothek
Die Deutsche Bibliothek verzeichnet diese Publikation in der Deutschen Nationalbibliografie; detaillierte bibliografische Daten sind im Internet über http://dnb.ddb.de abrufbar

Programmplanung: Dr. Elvira Weißmann-Orzlowski
Bearbeitung: Sabine Seifert
Abbildungen Innenteil: MEV Verlag, Augsburg; CreativCollection, Freiburg; photoDisc, Seattle; Dynamic Graphics, USA; Corel Stock library, USA
Umschlagfotos vorn und hinten: Getty
Umschlaggestaltung und Layout: CYCLUS · Visuelle Kommunikation
Satz: Sabine Seifert · Satz/Grafik/Lektorat
Druck und Verarbeitung: Westermann Druck Zwickau GmbH

ISBN 3-8304-2186-9 1 2 3 4 5

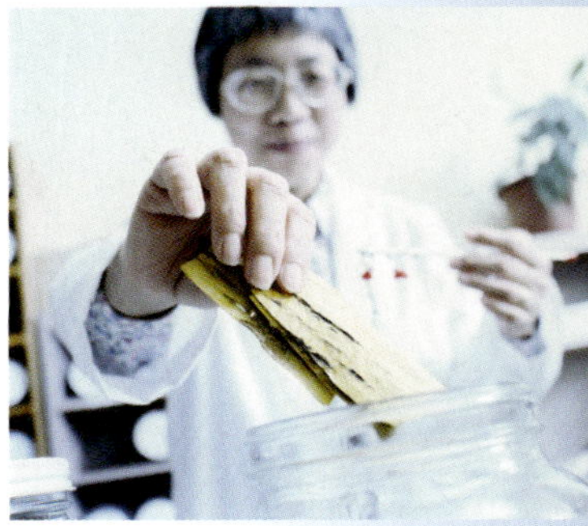

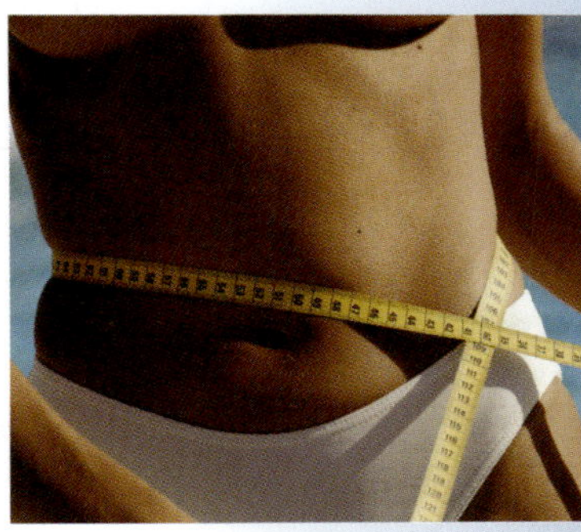

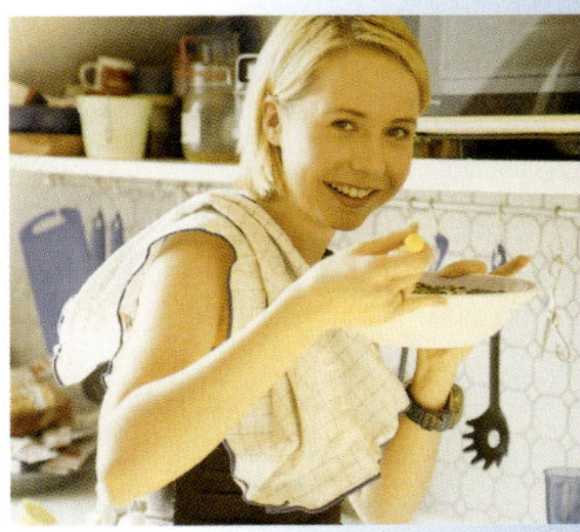

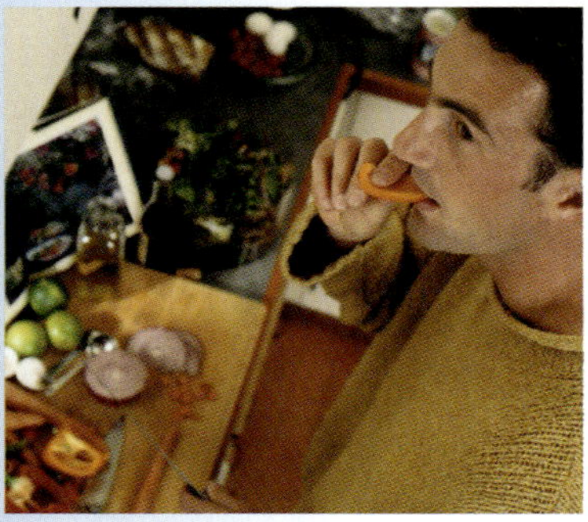

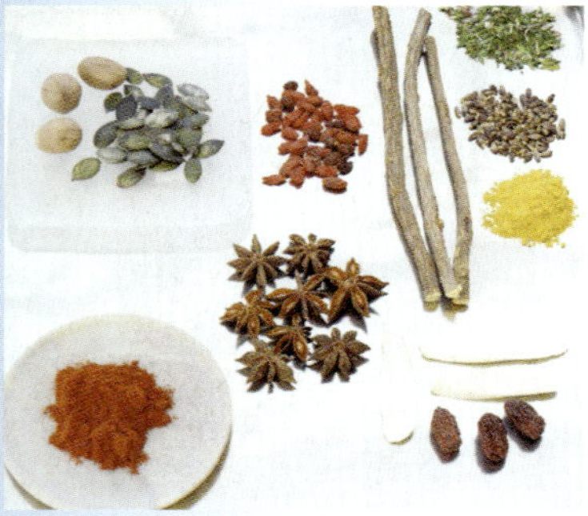

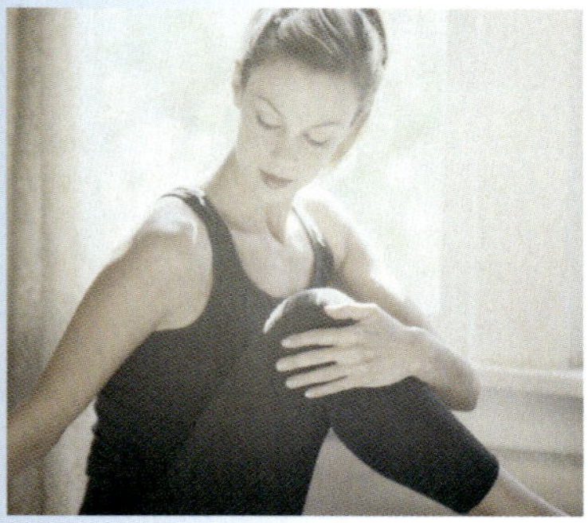

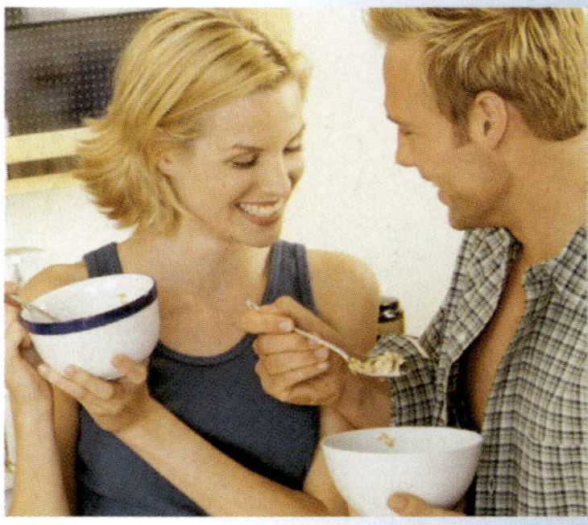

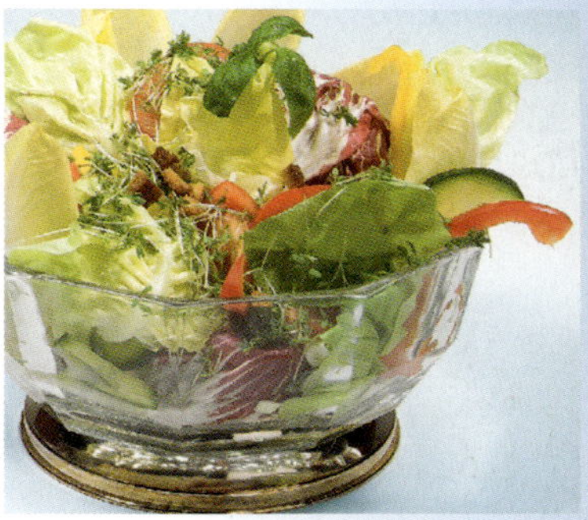

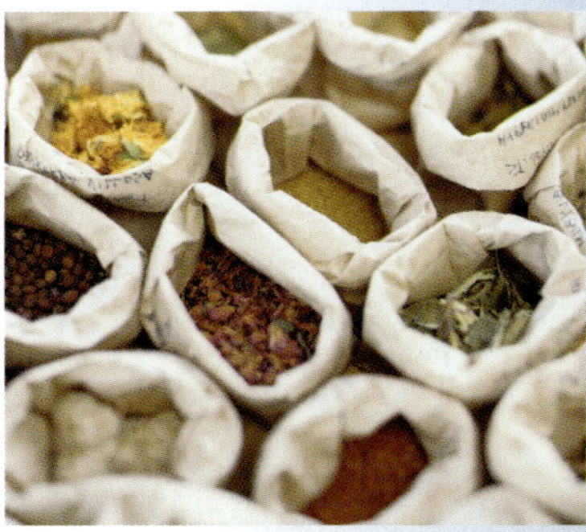

Warum Abnehmen mit der 5-Elemente-Ernährung?

Info

Bei Gewichtsproblemen kommt es darauf an, das Richtige zu essen! Ohne die Kraft des Stoffwechsels, die vorhandenen Fettspeicher zu mobilisieren, kann keine Gewichtsabnahme erfolgen.

Bei der Arbeit mit meinen Patienten tritt immer wieder die Frage nach effektiver und dauerhafter Gewichtsabnahme auf. Viele Menschen haben schon unterschiedlichste Diäten ausprobiert, ohne dauerhaft Gewicht zu reduzieren. In der westlichen Welt versucht man mit Lebensmitteln abzunehmen, die aus Sicht der Traditionellen Chinesischen Medizin garantiert nicht zum Abnehmen geeignet sind: Magerjogurts, alle rohen Früchte, Trockenmüsli, ungekochte oder rohe Speisen, Salate und Zitrusfrüchte sind von ihrer Energie eher kühlend und führen bei Patienten mit Übergewicht oft zu weiterer Gewichtszunahme, obwohl die Kalorienzahl deutlich reduziert wurde.

Der Mensch und seine Konstitution

Alle paar Wochen kommt eine neue glückbringende Diät heraus, die schnell zur Gewichtsabnahme führen und für alle Menschen gut sein soll. Von Rohkost bis Proteindiät haben viele moderne Ernährungsrichtlinien auch tatsächlich ihre Berechtigung und sind nicht grundsätzlich schlecht. Da die Menschen jedoch von ihrer Konstitution her grundverschieden sind, kann es vorkommen, dass die genannten Diäten und Lebensmittel für bestimmte Menschen nicht geeignet sind.

Info

Die 5-Elemente-Ernährung gibt uns die Möglichkeit, unsere Umwandlungsprozesse im Körper zu fördern und zu stärken, um so Gewicht zu verlieren.

Häufig besteht Verunsicherung darüber, was gesund und nützlich ist und was man eher meiden sollte. Die Traditionelle Chinesische Medizin bietet nicht nur für fast alle Erkrankungen sinnvolle und heilungsfördernde Ernährungsempfehlungen, sondern auch zur Gewichtsreduktion ein logisches, nachvollziehbares und effektives Konzept: Nach den Prinzipien der 5 Elemente gibt es wenig Lebensmittel, die schlecht sind oder die man nie essen sollte. Jedoch sind bestimmte Lebensmittel für einige Menschen besser geeignet als für andere.

Spaß am Essen

Das Thema Gewichtsreduktion ist nie alleine auf der körperlich-materiellen Ebene mit einer Einschränkung der Kalorienzufuhr zu lösen – Essen ist auch oftmals ein Ersatz für wesentliche andere Bedürfnisse. Mit Verzicht und Askese kann man zwar kurzfristig Gewicht reduzieren, jedoch wird dies zu keinem langfristig befriedigenden Ergebnis führen. Nur ein fürsorglicher Umgang mit sich selbst garantiert eine langfristige Gewichtsreduktion.

Richtlinien für eine Ernährung zur Gewichtsreduktion sollten nicht mit Strenge vollzogen werden. So sind bei der 5-Elemente-Ernährung fast alle Lebensmittel erlaubt. Es kommt dabei aber immer auf die Menge und die typgerechte ausgewogene Zusammensetzung an.

Info

Eine typgerechte Ernährung nach den 5 Elementen zeigt sich in schnellerem Gewichtsverlust und größerer Vitalität.

Neue Erfahrungen machen

Hören Sie auf Ihren Körper und überprüfen Sie die bisherigen Ratschläge zur gesunden Ernährung. Wenn Ihr Körper trotz stärkster Bemühungen kein Gramm abnehmen will, sollten Sie Ihre Methoden und bisherigen Annahmen überprüfen. Ihr Körper besitzt seine eigene Weisheit und Gesetzmäßigkeit.

Diese Weisheit unseres Körpers wird oft durch den Einfluss einer industriellen Gesellschaft mit bestimmten Werbeangeboten für gesund gepriesene Nahrung überlagert. In vielen alten traditionellen Kulturen der Erde dagegen ist das Wissen über die Wirkung verschiedener Nahrungsmittel noch vorhanden. Auch der Speiseplan unserer Großeltern entsprach oft dem System von Yin und Yang und den Prinzipien der 5 Elemente: Nach traditionell chinesischen Gesichtspunkten ist die richtige Auswahl der Lebensmittel die Grundlage für eine erfolgreiche Gewichtsreduktion.

Durch Beobachtung der Reaktionen Ihres Körpers auf die aufgenommene Nahrung lernen Sie Ihren Körper (wieder) besser kennen und bekommen ein Gespür für die Wirkung bestimmter Lebensmittel.

Wie ist dieses Buch aufgebaut?

Der erste Teil des Buches gibt Ihnen einen kurzen Überblick über die Grundlagen der Traditionellen Chinesischen Medizin (TCM). Da es mir sehr wichtig ist, dass Hintergründe und Ratschläge auch von Menschen ohne Vorkenntnisse nachvollzogen werden können, habe ich mich auf die wesentlichen Zusammenhänge beschränkt, so dass Sie auch ohne diese Vorkenntnisse die Ernährungsempfehlungen verstehen werden.

Info

Die Konzepte in diesem Buch sind nicht für eine kurzfristige Diät gedacht, sondern sollen dabei helfen, die Ernährung dauerhaft umzustellen.

Die Empfehlungen in diesem Buch können natürlich auch ohne Hintergrundwissen umgesetzt werden. Eine dauerhafte Ernährungsumstellung wird dann jedoch oft nicht durchgehalten.

Danach werden zwei Übergewichtstypen mit den jeweiligen Symptomen vorgestellt sowie besondere Empfehlungen für jeden Typ gegeben und die Nahrungsmittel vorgestellt, die für den entsprechenden Typ zum Abnehmen besonders geeignet sind. Diese Einteilung in unterschiedliche Übergewichtstypen dient dazu, das jeweilige Ungleichgewicht zu erkennen und zu regulieren. Die Beschreibung der Symptome ist jedoch nicht dazu gedacht, eigene Krankheitssymptome zu heilen. Zur Diagnostik von Krankheiten sollte immer ein ärztlicher Therapeut mit fundierten TCM-Kenntnissen aufgesucht werden. Bei einer Erkrankung sind, nach gestellter Diagnose durch einen ausgebildeten Therapeuten, noch weitere Maßnahmen wie Kräutertherapie oder Akupunktur notwendig.

Ein wichtiger Punkt in diesem Kapitel ist die Vorstellung aller Lebensmittel mit ihrer entsprechenden Energetik und die richtige Zubereitung dieser Nahrungsmittel. Da der Mensch aus lebendigen Energien zusammengesetzt ist, kann die Lebensenergie entscheidend durch die richtige Auswahl der Lebensmittel beeinflusst werden.

Ab Seite 88 finden Sie Rezepte zum Wohlfühlen und Abnehmen. Bei jedem Rezept wurde auf die Ausgewogenheit der Nahrungsmittel im Elementezyklus geachtet. Besonders das Element Erde, das bei Gewichtsproblemen häufig geschwächt ist, wird dabei gestützt.

Die wichtigsten Gewürze zur Gewichtsreduktion und ihre speziellen Wirkungen werden ab Seite 126 vorgestellt. Dieser Teil ist zum schnellen Nachschlagen gedacht.

Werden Sie kreativ!

Auch wenn Sie bis jetzt nicht besonders viel gekocht haben – lassen Sie sich durch die Rezepte anregen, Ihre eigenen Kochfähigkeiten zu entdecken, zu entwickeln und Neues auszuprobieren. Wenn Sie wissen, welche Lebensmittel und Gewürze für Ihren Typ besonders günstig sind und Ihre Konstitution positiv beeinflussen, können Sie Ihrer eigenen Experimentierfreude freien Lauf lassen: Denn wichtig ist nicht, nach vorgegebenen Rezeptvorschlägen, sondern Ihrem Typ gerecht kreativ zu kochen.

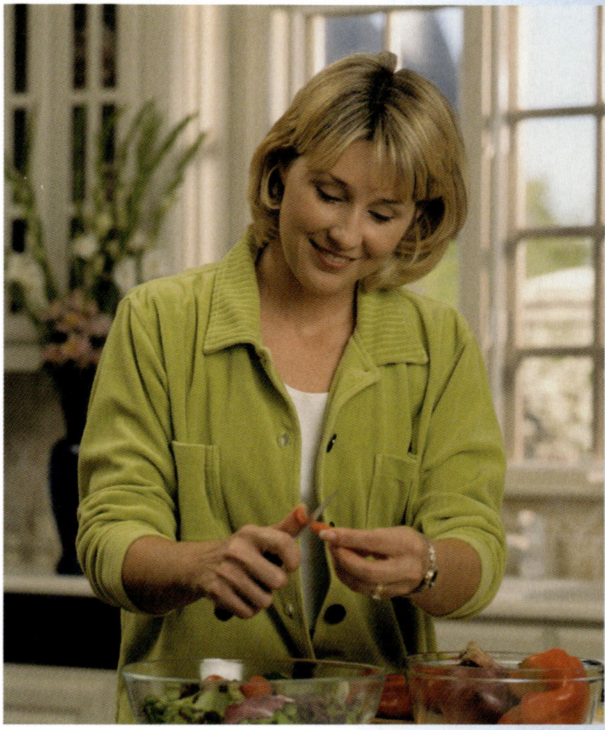

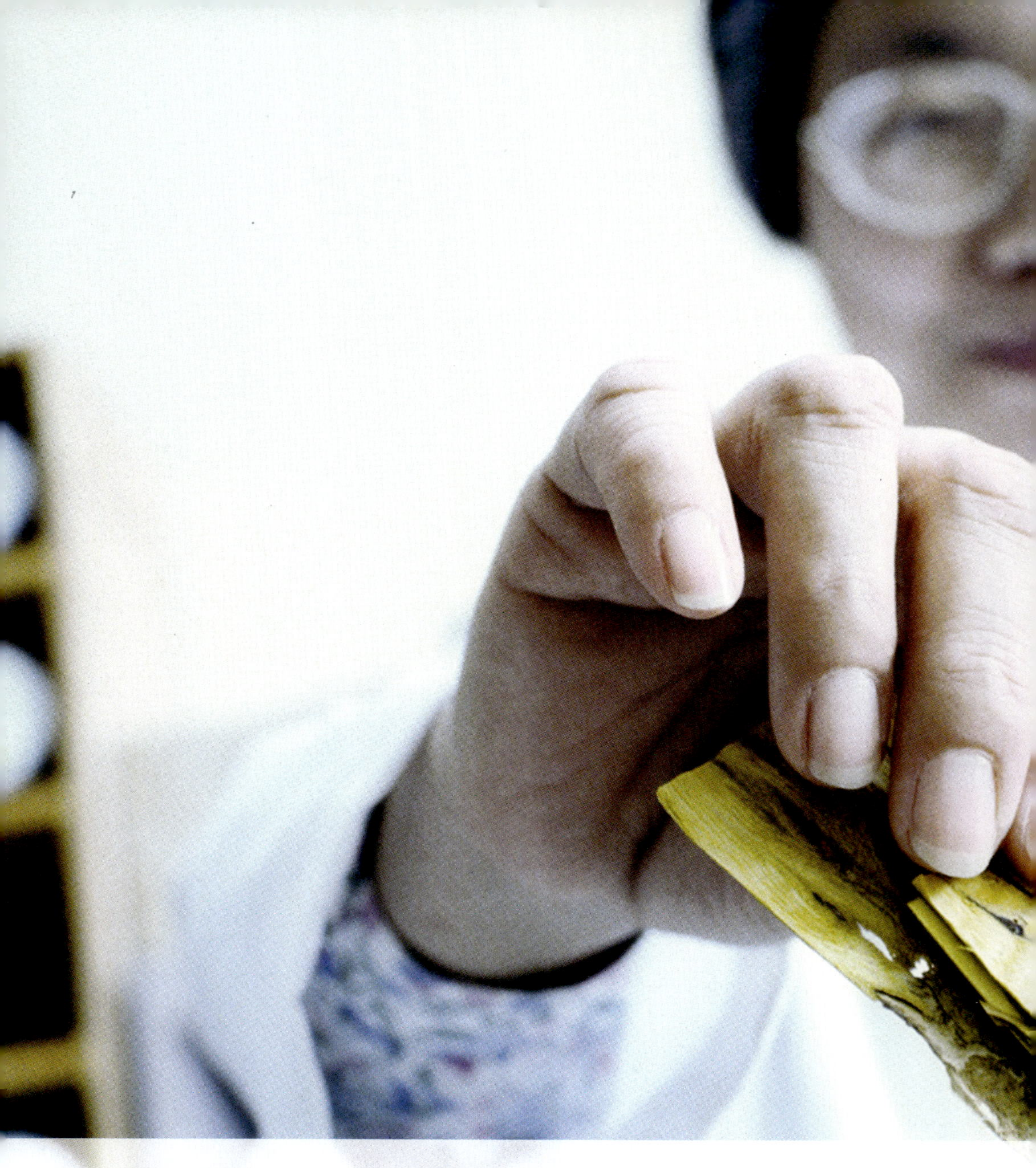

Grundlagen

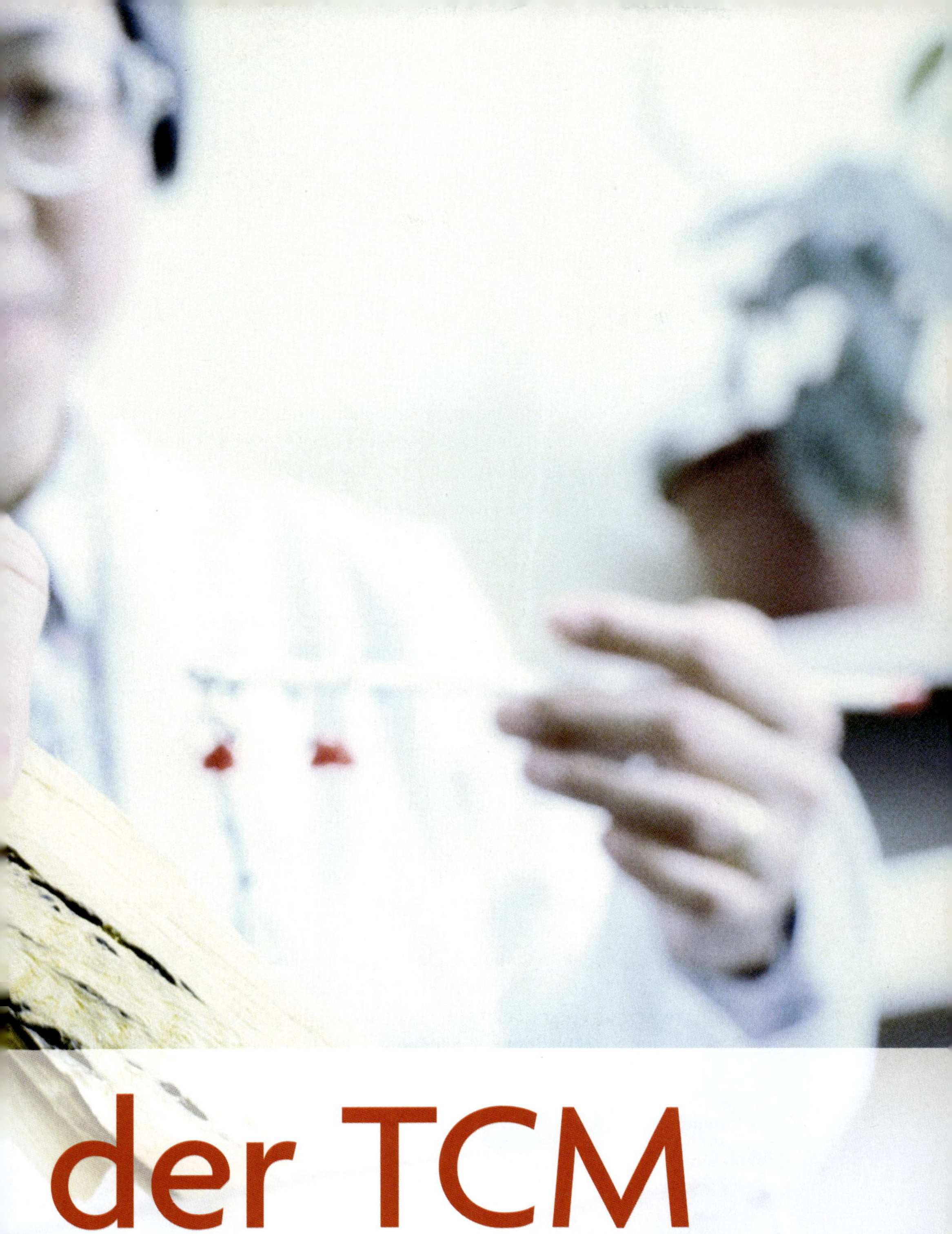

der TCM

Die 5-Elemente-Ernährung – eine neue Diät ?

Durch immer wieder neue Modediäten fühlen sich viele Menschen mit Übergewicht verunsichert. Dennoch wünschen sie sich eine Möglichkeit, ihr Idealgewicht zu erreichen und dabei gesund zu bleiben.

Eine willkürliche Auswahl der Lebensmittel nach Kalorienzahl ist ein sehr nahrungsanalytischer Ansatz, da unsere Nahrung aus wesentlich mehr besteht als aus Kohlenhydraten, Fetten, Eiweiß, Ballaststoffen und Vitaminen. Auch unser Stoffwechsel und unsere Fettdepotbildung sind von viel mehr Faktoren abhängig, als die moderne Medizin bisher erforscht hat und zur Zeit zu wissen glaubt.

Sicherlich ist es nicht unerheblich, wie viel Nahrung man aufnimmt. Aber nur bei wenigen Diäten werden die Ursachen und die individuellen Unterschiede der Menschen berücksichtigt. So kann niemals eine bestimmte Diät für alle gut sein. Mangels Wissen wird allen Menschen das gleiche Konzept übergestülpt.

Info

Das Wissen um die Wirkung der Nahrungsmittel führt zu Gesundheit und baut Übergewicht ab.

Glücklicherweise haben wir die Möglichkeit, über unseren Tellerrand zu anderen alten Kulturen und Heilsystemen zu schauen: Bereits vor 5000 Jahren entwickelten chinesische Ärzte eine Naturheilkunde auf der Basis gesunderhaltender Kost. Sie beobachteten die Wirkung bestimmter Heilpflanzen, Kräuter und Lebensmittel. Dabei stellten Sie fest, dass die Elemente Holz, Feuer, Erde, Metall und Wasser (= die 5 Elemente) in allen Lebensmitteln enthalten sind und jedes Lebensmittel eine völlig andere Wirkung auf den Körper des Menschen hat. So sind bestimmte Lebensmittel für bestimmte Typen geeignet, und für jeden Typ gibt es auch die passenden Gewürze und Kräuter.

In der Traditionellen Chinesischen Medizin gibt es für eine Erkrankung nicht nur eine Diagnose und Therapie. Immer werden die Symptome und Beschwerden weiter differenziert, so dass zum Beispiel bei Kopfschmerzen mindestens sechs verschiedene Diagnosen in Frage kommen. Das Gleiche gilt auch für Probleme mit dem Gewicht. Hier lassen sich zwei verschiedene Muster differenzieren.

Wenn Sie die Gesetzmäßigkeiten des Körpers verstanden haben, ist die Einhaltung der Ernährungsempfehlung eine Leichtigkeit. So werden Sie nach der Lektüre dieses Buches nachvollziehen können, warum für bestimmte Typen energetisch warme Lebensmittel zum Abnehmen besser geeignet sind, und warum Gewürze und Kräuter in unserer Nahrung so wichtig sind. Da es eine große Bandbreite an Möglichkeiten gibt, lassen sich die Richtlinien der 5-Elemente-Ernährung auch ganz einfach im Restaurant oder im Urlaub umsetzen.

Info

Ernährung sollte vor allem Freude und Genuss bringen und nicht dogmatisch gesehen werden.

Traditionelle Chinesische Medizin (TCM) im Westen

Im Westen bestehen sehr unterschiedliche Ansichten über die chinesische Medizin: Von einigen wird sie einfach als Aberglaube angesehen, als Resultat vereinfachten Denkens. Kommt es zur Heilung eines Patienten, so kann dies nur an zwei Möglichkeiten liegen: Der Patient hatte eine leichte Erkrankung, die eigentlich auch von selbst wieder weggegangen wäre – oder es war Zufall.

Nach diesem Ansatz gibt es nur eine gültige Wahrheit – und das ist die der wissenschaftlich fundierten Medizin. So wird eine über Jahrtausende entstandene Erfahrungsheilkunde als Aberglaube abgetan, weil sie nicht in das Denksystem der etablierten Medizin passt.

Die Vertreter der anderen Seite sehen in der Traditionellen Chinesischen Medizin eine heilsbringende Medizin, mit der man auch schwere Erkrankungen nur mit ein paar Nadelstichen schnell heilen kann. Aus einem über Jahrtausende entstandenen logischen Medizinsystem wird so eine Religion gemacht, an die man nur glauben muss.

Beide Ansätze gehen am Verständnis der Traditionellen Chinesischen Medizin vorbei.

Mittlerweile kann man ein gesundes Umdenken beobachten. So findet die TCM eine immer breiter werdende Akzeptanz in unserer westlichen Welt. Vom rein wissenschaftlich-analytischen Denken kommt man heute zu einer gesunden Kritik gegenüber der Schulmedizin, ohne sie dabei jedoch komplett abzulehnen. Beide Richtungen, westliches und traditionell fernöstliches Denken haben ihre Berechtigung und sollten selbstbewusst nebeneinander bestehen und sich ergänzen.

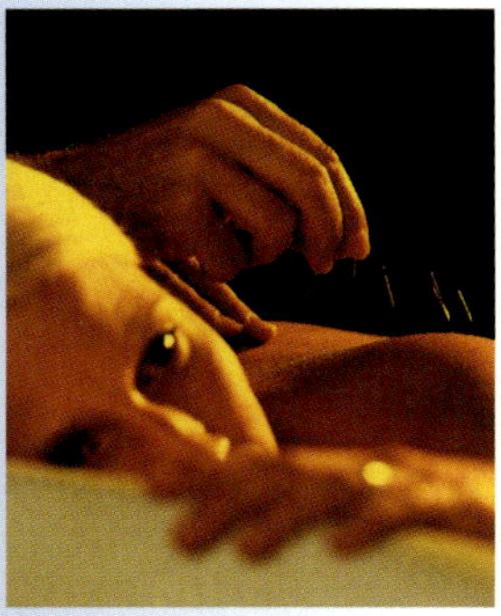

Info

Die Akupunktur ist im Moment die bekannteste Therapieform der Chinesischen Medizin.

TCM – mehr als Akupunktur

Wer von TCM hört, denkt häufig zuerst an Akupunktur. TCM besteht jedoch aus weit mehr als nur der Nadeltechnik. Zu den wichtigsten Heilmethoden neben der Akupunktur zählen die

- Chinesische Ernährungslehre
- Kräuterheilkunde
- Chinesische Massage
- Übungen für Körper und Geist, beispielsweise Qi gong

Unter allen genannten Methoden ist die Chinesische Ernährungslehre die am einfachsten anwendbare und auch die am besten nachvollziehbare Methode zur Beeinflussung bestimmter Körperabläufe. Sie wird zur Vorbeugung von Erkrankungen verwendet und entwickelte sich auf der Basis gesund erhaltender Kost und Heilpflanzen.

Sie beruht auf Beobachtungen der Wirkung von einzelnen Lebensmitteln, Pflanzen und Kräutern auf den Menschen sowie auf der These, dass die 5 Elemente Holz, Feuer, Erde, Metall und Wasser in allen Lebensmitteln, Kräutern und Gewürzen enthalten sind. Diese Elemente gelangen unter anderem mit der Nahrung in den Menschen und entfalten sich im Organismus.

Durch die umfangreichen Kenntnisse der Nahrungsmittel und ihrer Energetik können die Nahrungsmittel nach ihrer Wirkung eingeteilt werden. Unter Beachtung dieser Energetik kann eine individuelle Ernährung durchgeführt werden, die auch die Grundlage für eine effektive und leichte Gewichtsreduktion darstellt.

Philosophische Hintergründe der TCM

Die Traditionelle Chinesische Medizin ist eine alte Erfahrungsmedizin, die auf der Beobachtung der Natur und ihrer Erscheinungsformen basiert. Sie beruht auf einem komplexen, in sich logischen System, das aufgrund kritischer Auseinandersetzung und klinischer Beobachtung entstanden ist. Ihre Heilerfolge werden durch die Erfahrungen mehrerer Jahrtausende bestätigt.

Die Denkmodelle der TCM streben danach, die Dynamik des Lebens und seine Wechselwirkung im Menschen zu erfassen und mit geeigneten Therapien zu steuern.

Tao (Dao)

Tao ist einer der philosophischen Hintergründe dieses Denkens.

Tao ist ein nur schwer zu übersetzendes Urwort, das tief in der chinesischen Volksseele verwurzelt ist. Es bedeutet so viel wie »der rechte Weg, Methode, Prinzip«. Ihm liegt das Wissen zu Grunde, dass es hinter allen Veränderungen ein kontinuierliches Wandlungsprinzip gibt.

Der Mensch als Teil des Kosmos, als Mikrokosmos, ist diesen Prinzipien ebenfalls unterworfen, da er in sich ***alle Teile*** dieser Gesamtheit trägt.

Yin und Yang

Wenn sich das Dao in der Welt manifestiert, entstehen aus der Einheit des Dao die Gegensätze von Yin und Yang.

Dem Yang entspricht die besonnte Seite eines Berges, dem Yin der schattige Anteil.

Der gesamte Kosmos enthält diese Polarität: Es gibt kein Kalt ohne Warm, kein Hell ohne Dunkel, kein Männliches ohne ein Weibliches.

Gesundheit und Wohlbefinden eines Menschen hängen vom Gleichgewicht von Yin und Yang ab.

Qi

Qi (gesprochen Tschi) bedeutet Atem, Hauch oder Lebensenergie.

Alles im Universum besteht aus dieser Lebensenergie. Das Qi, bringt alle Dinge hervor und macht Leben erst möglich.

In der TCM wird der Körper als energiedurchströmter Mikrokosmos gesehen, der im ständigen Austausch mit den Energien seiner Umgebung und des Makrokosmos steht. Fließt diese Lebensenergie im harmonischen Gleichgewicht zwischen Yin und Yang, sind wir gesund.

Die 5 Elemente und ihre Wandlungsphasen

Die chinesische Medizin versucht, die Wandlungsabläufe, denen alles unterliegt, zu verstehen und damit auch zu beeinflussen: Mit dem Wissen um die 5 Elemente und deren kontinuierliche Wandlung kann auch der Körper entscheidend beeinflusst werden.

So bietet die TCM nicht nur die Möglichkeit, bestimmte Erkrankungen zu heilen, sondern durch das Wissen über die Energetik der Nahrungsmittel sogar die Möglichkeit, mit bestimmten Ernährungsrichtlinien Erkrankungen erst gar nicht auftreten zu lassen.

Grundlagen der chinesischen Ernährungslehre

Info

Essen nach der chinesischen Ernährungslehre heißt: Typgerecht essen und leben und damit sein persönliches gesundes Gewicht mit Leichtigkeit erreichen und halten.

Jede Störung im Organismus und damit auch Gewichtsprobleme sind nach der TCM Ausdruck eines falschen Lebensstils – und das bedeutet unter anderem auch eine falsche Ernährung.

Unsere Lebensenergie: Qi

Qi ist für unser Wohlbefinden und unsere Lebensqualität sehr wichtig: Wenn wir genügend Qi besitzen fühlen wir uns vital, energiereich und voller Optimismus. Das Qi zirkuliert im gesamten Körper und gelangt in die inneren Organe und Gewebe. Im menschlichen Körper hat das Qi die Aufgabe, alle Körperfunktionen und Substanzen zu erhalten. Jede Störung im Menschen führt zu einer Störung des Qi – und umgekehrt.

Es gibt zwei grundlegende Arten von Qi:

- Das angeborene Qi macht die Grundkonstitution eines Menschen aus und hat seinen Sitz in den Nieren. Aus traditioneller Sicht erhält der Mensch bei der Geburt eine bestimmte Menge an angeborenen Qi für seinen Lebensweg. Dieses Qi vermindert sich von Tag zu Tag und kann nicht ergänzt werden. Wenn es erschöpft ist bedeutet dies das Ende des Lebens.
- Das erworbene Qi wird durch die Lebensführung, durch die Atmung und die Ernährung beeinflusst. Durch einen gesunden, ausgewogenen Lebensstil kann das erworbene Qi gestärkt werden. Hieraus ist bereits ersichtlich, wie wichtig die typgerechte richtige Ernährung ist.

Qi in unserem Körper

Jede physische Aktivität wie Gehen, Laufen, Tanzen, aber auch unbewusste Prozesse wie unsere Herztätigkeit wird durch Qi gesteuert. Auch alle psychischen Prozesse wie Denken und Träumen werden ebenfalls erst durch Qi möglich.

- Qi ist die Quelle harmonischer Umwandlungsprozesse: Aufgenommene Nahrung wird in Blut, Schweiß und Qi umgewandelt.
- Qi bewahrt Körpersubstanzen, hält die Organe in der richtigen Position, ernährt und durchblutet sie.
- Qi wärmt den Körper und hält die Körpertemperatur konstant.

Zu viel Stress, Sorgen, Konflikte, übertriebener Gebrauch von Genuss- und Suchtmitteln, Schlafmangel und schlechte Ernährung verbrauchen unsere Lebensenergie Qi. Wir haben jedoch die Möglichkeit, sorgsam mit unserer Energie umzugehen und Disharmonien auszugleichen: Wenn wir auf die Zubereitung und Zusammenstellung unserer Nahrung und auch auf unsere Lebensführung achten, dann werden wir ein langes, erfülltes und gesundes Leben haben.

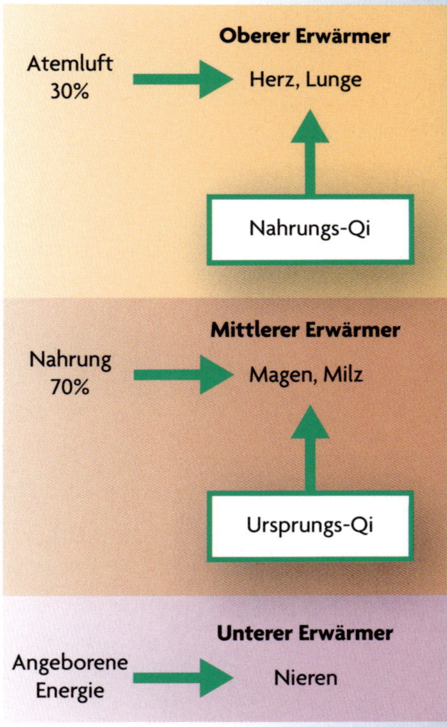

Qi aus der Nahrung

Die Verdauung ist ein Umwandlungsprozess, bei der dem Körper durch Aufspaltung und Verteilung der Nahrung Qi zur Verfügung gestellt wird. Das angeborene Qi stellt dabei die Kraft und Wärme für Verdauung und Nahrungsumwandlung zur Verfügung.

Damit die Funktionen der Verdauung, der Transport von Nährstoffen und Flüssigkeiten reibungslos ablaufen kann, muss genügend Energie von den Nieren aufsteigen. Der Mittlere Erwärmer wird auch mit einem brodelnden Kessel verglichen. Daraus wird ersichtlich, wie wichtig unsere angeborene Nierenenergie, das Nierenfeuer, für den Verdauungsprozess ist.

Info

Der Mittlere Erwärmer erhält seine Energie aus dem Nierenfeuer.

Info

In der TCM hält man nicht allzu viel vom Fasten, da dann im mittleren Erwärmer keine Energie gebildet wird und die Lebensenergie hauptsächlich aus dem angeborenen Qi der Nieren gewonnen werden muss.

Der Mittlere Erwärmer bezieht seine Energie aus der Nahrung. Daher ist es entscheidend, was und in welcher Zusammensetzung wir zu uns nehmen.

Unsere angeborene Energie ist wie gesagt begrenzt und wird im Laufe unseres Lebens verbraucht. Wie schnell dies geschieht können wir jedoch durch unsere Lebensweise (eine gesunde Lebensführung, ausreichend Bewegung und Ruhephasen) und insbesondere durch unsere Ernährung beeinflussen.

Yin und Yang

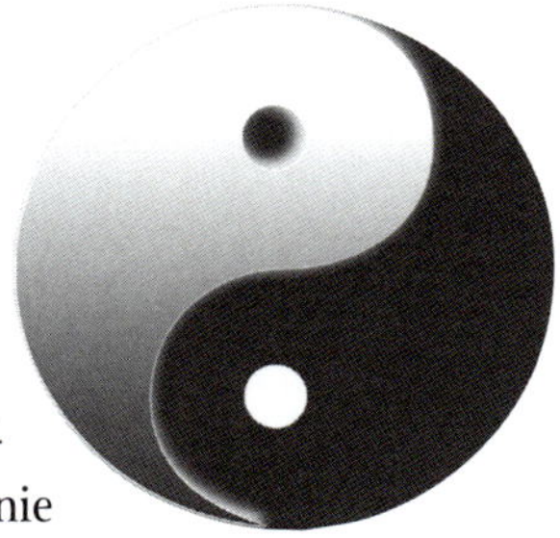

Die chinesischen Medizin stellt eine untrennbare Einheit zwischen dem Individuum und dem Kosmos dar. Nach der TCM besteht die Aufgabe eines Arztes darin, die Harmonie von Himmel und Erde zu verstehen und das innere Gleichgewicht im Menschen zu sichern. Denn die Muster des menschlichen Lebens entsprechen den Mustern in der Natur.

- Yang = Aktivität

  Wenn man die Zuordnung auf den menschlichen Körper anwendet, dann ist der Yang-Aspekt das Lebendige, Warme, Aktive, Dynamische, Nichtstoffliche.

- Yin = Ruhende Materie

  Dem Yin-Aspekt entspricht das Stoffliche, Ruhende, Feste und Organische.

Die menschliche Zelle mit Zellflüssigkeit und allen stofflichen Anteilen ist Yin, die Funktion der Zelle mit ihrer Aktivität ist Yang. Das eine geht in das andere über. Aus der Aktivität des Yang wird Yin – und umgekehrt.

Ohne die Dynamik des Yang kann der Körper nicht leben und ohne die Materie des Yin ist das Yang überflüssig.

Zwischen den Polen Yin und Yang besteht ein Spannungsfeld, das ein Energiepotenzial darstellt. Die Wandlung von einem Zustand in einen anderen erfolgt nicht zufällig, sondern ist bestimmten Gesetzmäßigkeiten unterworfen. Diese Gesetzmäßigkeiten zu erkennen und auch mit ihnen zu leben ist das Ziel der weisen und gesunden Menschen.

Diese Theorie findet in der chinesischen Heilkunde ihre Anwendung, damit der Mensch wieder ins Gleichgewicht kommt.

Yin und Yang und Übergewicht

Wie bereits oben beschrieben ist der stoffliche, materielle Anteil das Yin. Bei Übergewicht besteht mehr Masse und damit stoffliche Anteile. Um das Zuviel an Yin – also im Fall von Übergewicht Fettzellen und Feuchtigkeit – zu mobilisieren, muss das Yang – unsere Stoffwechselaktivität – erhöht werden. Das Fett muss verbrannt werden, was so viel heißt, dass Fette in den Zellen freigegeben, abtransportiert und in Energie umgesetzt werden. Dafür ist aktive Yang-Energie notwendig.

Wer über viel frei fließende Yang-Energie verfügt, neigt weniger zu Übergewicht. Bei Holz-Typen (siehe unten) ist häufig genügend Energie vorhanden, sie kann jedoch nicht frei fließen.

Bei herkömmlichen Diäten wird die Funktion unserer Verdauung nicht gestärkt.So wird man trotz kleinerer Mahlzeiten nicht abnehmen, da die Kraft fehlt, die Fettzellen in Energie umzuwandeln. Beim Abnehmen nach der 5-Elemente-Ernährung wird das Yang gestärkt und somit der Stoffwechsel angeregt. Dies führt zum Abbau der vermehrten materiellen Substanz, also des Übergewichts.

Die 5 Elemente

Die 5 Elemente Holz, Feuer, Erde, Metall und Wasser bilden seit Jahrtausenden den Kern der taoistischen Lehre. Tao ist ein Begriff für die große Harmonie, mit denen der Menschen in die Natur und den Kosmos eingeordnet ist. Die dort geltenden Gesetze sind auch für den Menschen gültig und werden in den 5 Elementen nachvollziehbar.

Das System der 5 Elemente ist ein einzigartiges Klassifikationssystem das den Menschen zu verstehen helfen soll, wer sie waren, wer sie sind

Die 5 Farben
blenden das Auge
Die 5 Töne
betäuben das Ohr
Die 5 Gewürze
stumpfen den
Geschmack ab
Rennen und Jagen
machen den Geist
verrückt
Kostbare Dinge
führen in die Irre
Daher lässt sich der
Weise von dem leiten
was er spürt
Und nicht von dem
was er sieht
Jenes lässt er los,
dieses erwählt er

Laotse Tao te King, 12

und warum sie sich auf bestimmte Weise verhielten und verhalten. Mithilfe dieses Systems können wir Zustände des Ungleichgewichts in unserem Körper und in unserer Seele erkennen und beheben.

Die Zyklen der Elemente

Nach der TCM steuern die 5 Elemente den gesamten Kosmos und damit alle damit verbundenen Vorgänge. Wir sind Yin Yang. Wir sind Holz, Feuer, Erde, Metall und Wasser. Jedes unserer Organsysteme wird eines dieser 5 Elemente zugeschrieben. Töne, Gerüche, Gefühle, Farben, Tageszeiten, Jahreszeiten, Zahlen, Geschmacksrichtungen, Planeten und Fähigkeiten – sie alle haben eine Entsprechung in den Elementen. Die Entsprechungen der 5 Elemente stehen im Zentrum der Heilkunde.

Der äußere Kreis zeigt den Fütterungszyklus, auch Mutter-Kind-Zyklus, Schöpfungszyklus oder Sheng-Zyklus genannt: Jedes Element ernährt das nachfolgende, jedes Element bringt das nächste hervor und nährt es mit seiner Energie.

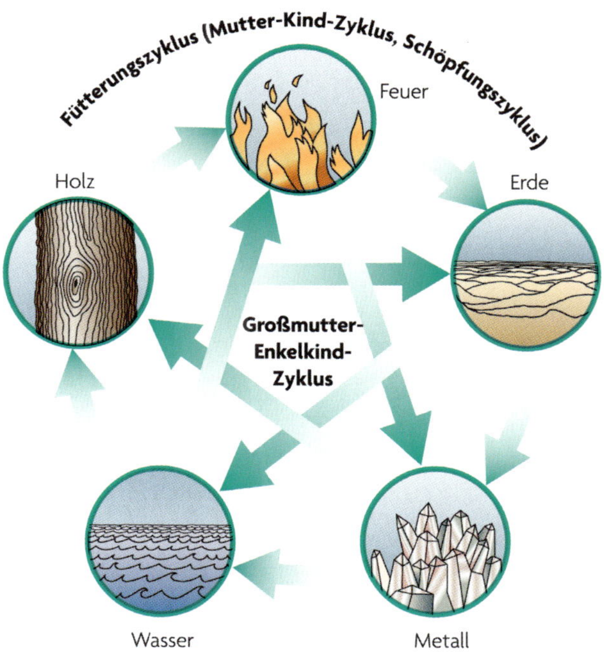

Jedes Element kontrolliert aber auch das übernächste in seiner Energie: Dies ist der Großmutter-Enkelkind-Zyklus (Kontrollzyklus, Ke-Zyklus).

Wenn sich alle 5 Elemente im Gleichgewicht befinden und jedes die anderen nährt und von ihnen ernährt wird, herrscht Gesundheit und emotionales Wohlbefinden. Die Elemente füttern sich gegenseitig und werden durch den Kontrollzyklus gegenseitig reguliert.

Sind alle Elemente ausgeglichen, erfüllt der Kontrollzyklus eine ausgewogene Funktion. Eine zu starke Kontrolle eines Elementes kann jedoch zu seiner Schwäche führen. Problematisch wird es, wenn bestimmte Elemente sehr stark und andere durch die Kontrolle sehr schwach werden.

Dominiert ein Element stark oder befindet sich eines in Schwäche, wird den übrigen die Energie entzogen und das empfindliche Gleichgewicht ist gestört.

Die Elemente in jedem Menschen

In jedem von uns wird dieser Zyklus vollzogen. Jeder Organismus hat seine angeborenen und erworbenen Konstellationen, jeder Mensch hat eine ganz spezielle individuelle Konstellation der 5 Elemente. Ein bestimmtes Element dominiert bei jedem Menschen.

- Ein Mensch mit ausgeprägtem, gesundem Holzelement ist dominant und durchsetzungsfähig. Er ist voller Kraft und sehr ehrgeizig. Er sucht stets neue Herausforderungen, Abenteuer und Aktivitäten.
- Ein Mensch im Feuerelement ist voller Energie und Enthusiasmus, warmherzig und sehr emotional. Durch die strahlende, leidenschaftliche Energie des Feuers zieht er andere Menschen in seinen Bann.
- Menschen mit einer gesunden Ausprägung im Erdelement sind mitfühlend und fürsorglich. Sie sind mit Geduld und einem zuversichtlichen, sonnigen Gemüt gesegnet. Sie akzeptieren das Leben und urteilen wenig über andere.

Info

Störungen im Holz- und im Erdelement führen zu Übergewicht.

- Menschen des Metallelementes fühlen sich zu zentralen Themen hingezogen. Prinzipien und Strukturen sind für sie wichtig: Schönheit, Symmetrie, Reinheit, Philosophie und Kunst, Qualität ist ihnen wichtiger als Quantität.
- Menschen im Wasserelement verbringen viel Zeit damit herauszufinden, wie Dinge funktionieren. Die Welt der Logik und der Analyse entspricht ihrer Neigung. Die gesunde Wasserenergie ist ohne Furcht und zielgerichtet.

Jeder Mensch hat bestimmte Stärken und tut sich mit bestimmten Aufgaben leichter oder schwerer. Das empfindliche Gleichgewicht der 5 Elemente beeinflusst die Persönlichkeit, den Lebensstil, das Essverhalten sowie die Geschmacksvorliebe.

Dieses Wissen kann sehr nützlich sein, um der Entstehung von Übergewicht vorzubeugen, denn bei Problemen mit dem Gewicht kommen immer wieder typische Konstellationen vor, die mit der 5-Elemente-Ernährung harmonisiert werden können.

Die 5 Elemente und ihre Entsprechungen

Die Jahreszeiten, jede Handlung unseres täglichen Lebens, unser gesamtes körperliches und seelisches Dasein kann mit den 5 Elementen erklärt werden. Die folgende Zuordnungstabelle zeigt die Entsprechungen der Elemente im Überblick.

Element	Holz	Feuer	Erde	Metall	Wasser
Geschmack	sauer	bitter	süß	scharf, pikant	salzig
Jahreszeit	Frühling	Sommer	Spätsommer	Herbst	Winter
Farbe	grün	rot	gelb/orange	weiß	blau
Klima	Wind	Hitze	Feuchtigkeit	Trockenheit	Kälte
Sinnesorgan	Augen	Zunge	Mund	Nase	Ohren
Gefühl	Wut	Freude	Sympathie	Kummer	Angst

Holz – Zielstrebigkeit, Wachstum und Entfaltung

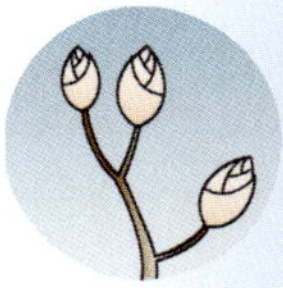

Das Symbol für Holz ist der Baum, die entsprechende Jahreszeit ist der Frühling. Es ist die Zeit der aufsteigenden Energie, alles will wachsen und benötigt Raum für Entfaltung. Durch die Kraft des Wassers im Holz kann alles sprießen.

Dem Frühling entspricht die Kindheit und die Jugend. Das Kind möchte sich entfalten und wachsen. Jede Begrenzung, Einschränkung wird mit der zugehörigen Emotion Wut beantwortet – es ist ja auch die Zeit der Bewegung und der Lebendigkeit.

Der Frühling steht für Anfang und Entfaltung, im Frühling wird gesät. Der saure Geschmack unterstützt die Kraft des Wachstums.

Feuer – Erfüllung und Vollendung

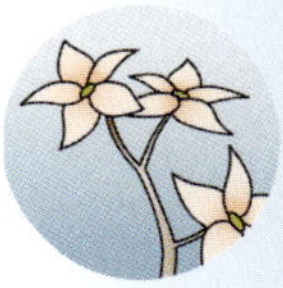

Dem Feuer entspricht der Sommer, die Zeit der Hitze und des üppigen Wachstums. Alle Dinge der Schöpfung blühen und gedeihen. Die Blüten bringen im Verlauf ihrer Reifung Früchte hervor. Die Dinge erreichen ihre Erfüllung und Vollendung, die Erde ist voll von Überfluss, Leben und Wärme.

Der zu diesem Element gehörende bittere Geschmack entwickelt sich, wenn man Nahrung zu lange über einem Feuer röstet. Der bittere Geschmack unterstützt das Feuer des Stoffwechsels.

Erde – Zufriedenheit und Fürsorge

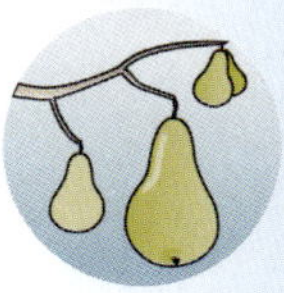

Den vier im Westen bekannten Jahreszeiten fügten die Chinesen eine 5. Jahreszeit hinzu, den Spätsommer. Der Spätsommer ist die Zeit des Elementes Erde. Die Früchte sind nun reif und haben einen süßen Geschmack.

Es ist die Zeit der Vollendung. Zufrieden kann man die Früchte, die man im Frühling säte, ernten. Im Element Erde sorgen wir für uns selbst. Den Spätsommer wünschen wir uns warm und trocken und das zugehörige Organ Milz liebt ebenfalls eine warme und trockene Nahrung. Die gesamte Nahrungsenergie wird über das Element Erde verstoffwechselt. Nehmen wir jedoch zuviel feucht-kalte Nahrung auf, kommt es zu Störungen im Element Erde.

Metall – Sammlung und Erhaltung

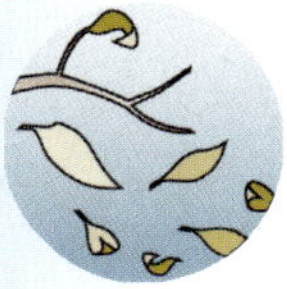

Metall gehört zum Herbst, die Blätter fallen zu Boden. Wir empfinden im Herbst oft ein Gefühl von Dahinschwinden. Auch im Herbst des Lebens scheint das Leben äußerlich zu vergehen. Doch alle Blätter werden zu Erde, liefern Mineralstoffe und versorgen die Erde mit Mineralstoffen. Im Herbst zieht sich die Energie zusammen, um sich vor den rauen Herbstwinden zu schützen. Es ist die Zeit der Vorsorge für den Winter.

So wie es in der Natur geschieht, so verhält es sich auch in unserem Inneren. Das Element Metall sorgt für die Sammlung und Erhaltung unserer Kraft. Die Monate des Herbstes werden die Zeit der Ruhe und inneren Führung genannt. Damit etwas Neues entstehen kann, muss die Energie im Element Metall gespeichert werden können.

Der zugehörige Geschmack ist scharf. Viele scharfe Nahrungsmittel schützen im Herbst vor Wind und Kälte.

Wasser – Wille

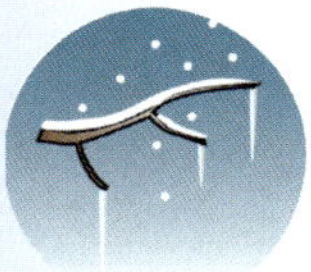

Zum Element Wasser gehört der Winter, die Zeit der Klarheit. Die Kälte kristallisiert alles. Im Winter sollten alle Energien bewahrt und nicht verschwendet werden.

Genauso, wie wir früher in einem langen kalten Winter unsere Willenskraft unter Beweis stellen mussten, werden dem Element Wasser Eigenschaften wie Ausdauer, Ehrgeiz und Willen zugeschrieben. Die Kraft, die einen Menschen antreibt, etwas Bestimmtes zu tun, beruht auf der Klarheit des Wassers. Mit einem starken Willen kann eine Idee in die Tat umgesetzt werden.

Eine starke Wasserenergie lässt sich nicht aufhalten. Mit der ausdauernden, geduldigen Kraft des Wassers wird ein großer Fels umflossen und geformt.

Der zugehörige Geschmack ist salzig. Besonders im Winter ist eine wärmende, nährende und leicht salzige Nahrung wichtig.

Ernährung nach den 5 Elementen

Eine energetische Ernährung nach den 5 Elementen ist nicht nur gesund, sondern erleichtert auch die Gewichtsreduktion. Weil immer mehr Menschen die Vorteile einer energetisch ausgeglichenen Ernährung schätzen gelernt haben, erfreut sie sich zunehmender Beliebtheit.

Jedes Nahrungsmittel ist einem der 5 Elemente zugeordnet. Ob Sie sich nach dem Essen übersättigt fühlen oder energiegeladen sind, hängt nicht zuletzt vom Gleichgewicht der 5 Elemente Ihrer Mahlzeit ab. Wenn Sie sich nach dem Essen wach und leicht fühlen, dann ist die Zusammenstellung Ihrer Nahrung optimal.

Info

Lebensmittel wirken über ihren Geschmack (süß, scharf, sauer, salzig und bitter), aber auch über ihre Energetik, d. h. den Wärmegrad, den sie im Körper erzeugen.

Der Geschmack unserer Nahrung

Jede Geschmacksrichtung wirkt auf ein Element und damit auch auf die zugehörigen Organe:

Geschmack	Sauer	Bitter	Süß	Scharf, pikant	Salzig
Element	Holz	Feuer	Erde	Metall	Wasser
Organ	Leber/Gallenblase	Herz/Dünndarm	Milz/Magen/Bauchspeicheldrüse	Lunge/Dickdarm	Niere/Blase

So unterstützt beispielsweise ein saurer Hering bei einem Katerfrühstück die Leber bei der Verstoffwechselung. Eine Tasse Kaffee (= bitter) regt das Herz-Kreislauf-System an und macht munter. Pikante scharfe Speisen nähren das Element Metall mit der Zuordnung Lunge, Durchatmen wird möglich und traurige Gedanken lösen sich. Salziger Geschmack stärkt das Element Wasser und damit die Nieren, Mut und Zuversicht wachsen.

Info

Wenn das Essen alle Geschmacksqualitäten enthält, löst dies ein Gefühl von Zufriedenheit aus.

Sauer

Wenn etwas sauer schmeckt oder riecht, beeinflusst es das Element Holz. Wenn ein Mensch eine Vorliebe für Saures hat, versucht er damit, ein Ungleichgewicht auszugleichen. Bei Schwangeren kann man oft eine starke Lust auf saure Lebensmittel beobachten, denn in dieser Zeit muss der Organismus enorme Stoffwechselleistungen und hormonelle Umstellungen vollbringen.

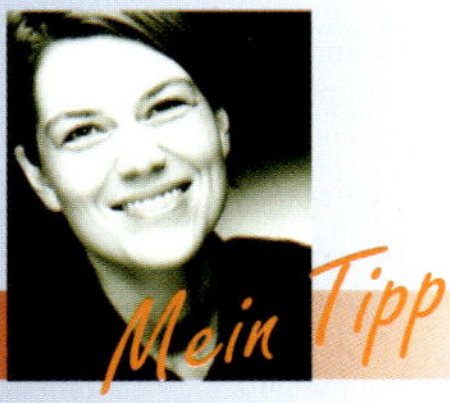

»Der aromatisch-bittere Geschmack, beispielsweise von Brokkoli und Spinat oder auch von Kräutern wie Oregano und Rosmarin, hilft Ihnen beim Abnehmen.«

Bitter

Bitterer Geschmack hat eine positive Wirkung auf das Herz. Im Gegensatz zu süß und salzig ist die bittere Geschmacksrichtung schwieriger zu finden: Blattgemüse, Schokolade ohne Zucker, Tee, Kaffee, alles Gebrannte, Gegrillte und Angebrannte schmeckt bitter.

Süß

Nicht nur Kinder lieben den süßen Geschmack, der dem Element Erde zugeordnet ist. Milz und Bauchspeicheldrüse sind auch in der westlichen Medizin für die Verstoffwechselung des Zuckers zuständig. Die Bevorzugung des süßen Geschmacks ist ebenfalls ein Hinweis für ein Ungleichgewicht. Der natürlich süße Geschmack von Möhren oder gekochtem Getreide stärkt das Element Erde.

Scharf, pikant

Dieser Geschmack entspricht dem Element Metall und findet sich beispielsweise in den Gewürzen Curry, Chili und Pfeffer sowie in scharfem Käse und Rettich. Ein starkes Verlangen nach scharfen Nahrungsmitteln deutet auf ein Ungleichgewicht im Metallelement hin. Scharfer Geschmack bewegt die Energie im Körper und öffnet die Poren.

Salzig

Der salzige Geschmack ist den Nieren und damit dem Element Wasser zugeordnet. Wer viel Salziges isst, hat demnach ein starkes Verlangen nach Flüssigkeit. Durch den salzigen Geschmack werden die Nieren angeregt und unser Wasserhaushalt beeinflusst. Zu viel Salziges schädigt jedoch die Nieren.

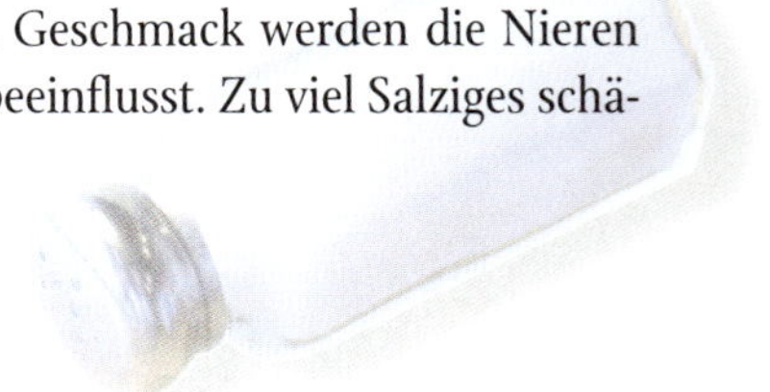

Geschmack	Nahrungsmittel
Sauer	Ananas, Apfel, Aprikose, Birne, Essig, Grapefruit, Jogurt, Kiwi, Mandarine, Orange, Pfirsich, Pflaume, Sauerkraut, Weintraube, Zitrone
Bitter	Artischocke, Basilikum, Curry, Kaffee, Kakao, Quitte; bittere Salate: Chicorée, Endivie, Radicchio, Rucola; Tee (grüner und schwarzer)
Süß	Apfel, Banane, Birne, Erbsen, Erdnuss, -öl, Feige, Fenchel, Geflügelfleisch, Gerste, Gurke, Hafer, Haselnuss, Hirse, Honig, Hühnerei, Karotte, Kartoffel, Kirsche, Kohl aller Art, Kürbis, Lauch, Mais, Mandel, Melone, Milch und Milchprodukte, Pfirsiche, Pflaume, Reis, Rettich, Rindfleisch, Salat, Schaf- und Ziegenfleisch, Safran, Schweinefleisch, Sesam, Sesamöl, Sojaöl, Sojabohnen, Sojasoße, Sonnenblumenkerne, Spinat, Vanille, Walnuss, Weizen, Wild, Zimt, Zwiebel
Scharf	Chilischote, Ingwer, Kardamom, Knoblauch, Koriander, Kreuzkümmel, Lauch, Muskat, Nelke, Paprika, Pfeffer, Radieschen, Rettich, Sellerie, Yogi-Tee, Zimt, Zwiebeln
Salzig	Austern, Ente, Krebse, Salz, Sardelle, Salami, Schwein, Sojasoße; geräucherte Fleisch- und Fischsorten

Wenn alle Geschmacksrichtungen ausgewogen vorhanden sind, muss man nicht nach einer Mahlzeit noch kleine Mengen Süßes, Pikantes, Saures oder Bitteres wie Kaffee aufnehmen. Heißhungerattacken auf bestimmte Sachen können so mit Leichtigkeit vermieden werden.

So besteht nach einer überwiegend salzigen Mahlzeit häufig eine ausgesprochene Lust auf eine süße Nachspeise, um die Geschmacksrichtung auszugleichen: Eine typische Sonntagsmahlzeit enthält hierzulande eine vorwiegend salzige Suppe als Vorspeise. Häufig kommen dann Salzkartoffeln mit salzigem Fleisch und leicht süßlicher, salziger, mehliger Soße. Das Gemüse ist ebenfalls hauptsächlich salzig zubereitet. Obwohl man vielleicht ein Völlegefühl verspürt muss man nachfolgend häufig einen süße Nachspeise essen, um den einseitig salzigen Geschmack auszugleichen.

In der westlichen Ernährung wird dieser Ausgleich leider häufig dadurch geschaffen, dass man nach einer Pizza oder salzigen Pommes frites eine süße Cola trinkt oder Eiscreme isst.

Tipp

Integrieren Sie immer alle fünf Geschmacksrichtungen in einer Mahlzeit!
Jede Geschmacksrichtung kann ein Element stärken. Benutzt man einen Geschmack jedoch zu viel oder andere gar nicht, kommen die Elemente aus dem Gleichgewicht.

Die Energetik der Nahrungsmittel

Jedes Lebensmittel hat eine eigene Energetik, das heißt, es wirkt vorwiegend heiß, wärmend, neutral, kühlend oder kalt. Chili als typisch heißes Gewürz hat eine sehr wärmende Eigenschaft. Jeder, der einmal ein höllisch scharfes Curry- oder Chili-Gericht gegessen hat, weiß, wie warm einem nach solch einer Mahlzeit werden kann.

Im Sommer werden gerne Nahrungsmittel gegessen, die eine eher kühlende und befeuchtende Wirkung haben: Zitronen, Orangen, Grapefruits, Kiwis und andere Tropenfrüchte haben für die Menschen, die in heißen Ländern leben, eine sehr gesunde kühlende und befeuchtende Wirkung.

Tipp

Essen Sie regionales Obst und Gemüse, das in der jeweiligen Jahreszeit geerntet wird.

Da die kühlende Wirkung dieser Obstsorten für uns im Winter nicht erwünscht ist, sind diese Obstsorten gerade zur kalten Jahreszeit nur begrenzt empfehlenswert, denn besonders im Winter ist eine energetisch warme Nahrung sehr wichtig.

Gemüse- und Obstsorten, die in unseren Regionen wachsen, sind zur entsprechenden Jahreszeit immer die beste Wahl. Beispielsweise hat Kürbis, der bei uns im Herbst reif wird, eine neutrale Wirkung, stärkt das Element Erde und damit die Verdauung.

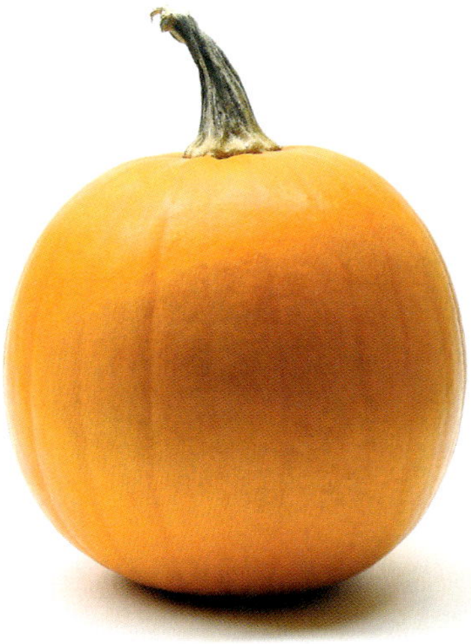

Die folgende Aufstellung zeigt Ihnen das Temperaturverhalten und damit die Energetik der wichtigsten Nahrungsmittel.

Energetik	Nahrungsmittel
Kalt	Bambussprossen, Banane, Chicorée, grüner Salat, Jogurt, Kefir, Kiwi, Krabben, Krebse, Löwenzahn, Mineralwasser, Pfifferlinge, Rhabarber, Salz, Schnecken, Sojasoße, Tomaten, Wassermelone, Weizenflocken, Weizenkeime
Kühl	Amarant, Apfel, Auberginen, Birne, Brokkoli, Brombeere, Buttermilch, Champignons, Entenfleisch, Erdbeere, Früchtetee, Fruchtsäfte, Gerste, Grüner Tee, Grünkohl, Gurken, Kaninchenfleisch, Olivenöl, Pfefferminze, Radieschen, Sauerkirschen, Sauerkraut, Schwarzer Tee, Sellerie, Sesamöl, Sojabohnensprossen, Sojamilch, Sonnenblumenöl, Spinat, Weizen, Zitrone, Zucchini
Neutral	Ananas, Austern, Blumenkohl, Bohnen (dick), Bohnen (grün), Butter, Dinkel, Erbsen, Erdnuss, Erdnussöl, Estragon, Feigen, Gans, Hering, Hirse, Honig, Hühnerei, Käse (Kuhmilch), Kamillentee, Karotten, Karpfen, Kartoffeln, Kürbis, Lakritz, Linsen, Mais, Maisbarttee, Mandeln, Milch (Kuh), Pflaume, Reis, Roggen, Sahne (süß), Schweinefleisch, Sojabohnen, Sonnenblumenkerne, Weintraube, Weißkohl
Warm	Aal, Anis, Aprikosen, Basilikum, Dill, Essig, Fasan, Forelle, Hafer, Himbeeren, Hirsch, Hühnerfleisch, Ingwer (frisch), Kaffee, Kakao, Kardamom, Kirschen, Kokosnuss, Koriander, Kümmel, Lachs, Lamm, Muscheln, Muskat, Nelken, Paprika, Petersilie, Pfirsiche, Pinienkerne, Pistazien, Porree, Pute, Rapsöl, Reh, Rindfleisch, Rosinen, Rosmarin, Schaffleisch, Schimmelkäse, Schnittlauch, Senf, Sojaöl, Thymian, Vanille, Walnüsse, Wildschwein, Ziegenfleisch, Ziegenmilch, Zucker, Zwiebeln
Heiß	Chilipfeffer, Curry, Fenchelgemüse, Glühwein, Knoblauch, Krebs, Lamm, Paprika, Piment, Salz, Schnaps, Schwein, Sojasoße, Yogi-Tee, Zimt

Die Zubereitung der Nahrung

Tipp

Bittere Salate wie Endivie und Radicchio lassen sich hervorragend dünsten und als Gemüse zubereiten.

Auch durch bestimmte Zubereitungsmethoden kann die ursprüngliche Energetik eines Lebensmittels beeinflusst werden. Beispielsweise können kalte, kühlende und neutrale Lebensmittel durch Kochen erwärmt werden.

Heiße Nahrungsmittel können durch Kochen in Wasser abgekühlt werden. Frischer Pfeffer wird dadurch etwas kühler, auch die Schärfe von Zwiebeln wird durch Andünsten gemildert. Sie erhalten dann einen leicht süßen Geschmack.

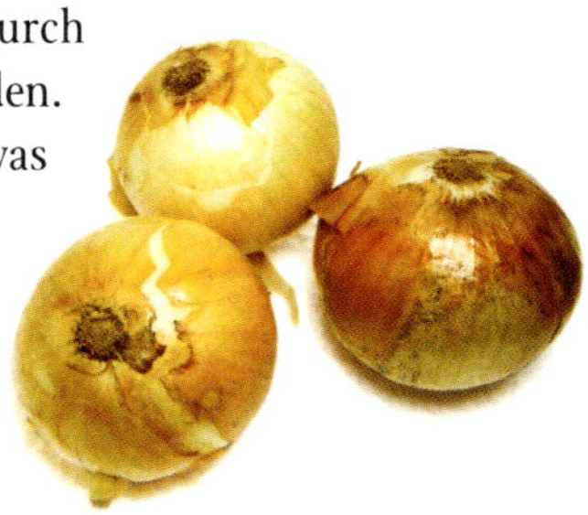

Wärmende Zubereitungen	Kühlende und befeuchtende Zubereitungen
• Nahrung zerkleinern – Saft herstellen, raspeln, reiben, stampfen	• Feuchtigkeit zuführen, z. B. mit viel Wasser kurz köcheln
• Kochen	• Salzig einlegen
• Dämpfen	• Milchsauer vergären
• Dünsten	• In Wasser einlegen und quellen lassen
• Dampfgaren, Schmoren, Blanchieren	• Kräuter mit kühlender Wirkung hinzufügen, beispielsweise Kreuzkümmel
• Trocknen und erhitzen – Feuchtigkeit entziehen	
• Grillen, Frittieren, Braten	
• Backen und Überbacken	
• Zubereitung mit Alkohol	
• Kräuter mit wärmender Wirkung hinzufügen, beispielsweise Chili	

Rohkost nur in kleinen Mengen!

Seit Jahren haben sich viele Menschen der Rohkost verschrieben. Aus den westlichen, rein nahrungsanalytischen Untersuchungen zu schließen haben ungekochte Speisen mehr Vitamine. Diese sind jedoch wesentlich schwieriger zu verdauen und werden zum Teil unverdaut wieder ausgeschieden.

Der Rückschluss, dass Nährstoffe, die dem Körper nicht zur Verfügung stehen, auch nicht dick machen können, ist jedoch falsch. Wenn unser Stoffwechsel nicht in Gang bleibt und genügend Wärme hat, um wiederum Wärme zur Verfügung zu stellen, läuft das Stoffwechselrädchen irgendwann so langsam, das man bereits von kleinsten Mengen dick wird.

Wer einmal Erfahrungen mit Rohkostdiäten gemacht hat, weiß, wie schwer verdaulich rohe Nahrung ist: Ständige Darmbeschwerden, Druckgefühle im Oberbauch und Müdigkeit machen vielen Menschen schwer zu schaffen. Die Verdauungsorgane werden bei Rohkost sehr beansprucht. Daher vertragen meiner Meinung nach nur Menschen mit einem sehr starken Verdauungssystem diese Ernährungsform.

Vielen Rohkostanhängern ist oft auch nicht bewusst, dass der menschliche Verdauungstrakt Zellulose nicht wie viele wiederkäuende Tiere verdauen kann. Dadurch wird ein großer Teil unzersetzt wieder ausgeschieden.

Die nachteilige Wirkung der Rohkost macht sich besonders dann bemerkbar, wenn die Nahrung nicht sehr lang und sorgfältig gekaut wurde. Der Magen alleine schafft die Zersetzung der Rohkost nicht. Sie wandert unverdaut durch den Dünndarm in den Dickdarm, wo sie dann vergoren wird. Besonders Rohkost, die am Abend gegessen wird, gärt über Nacht, säuert und bildet Gase.

Auch mit gekochter Nahrung können Sie problemlos abnehmen und Ihr Idealgewicht erreichen. Kleine Mengen Salate oder rohes Gemüse sind jedoch durchaus verträglich. Hier geht es um das richtige Maß.

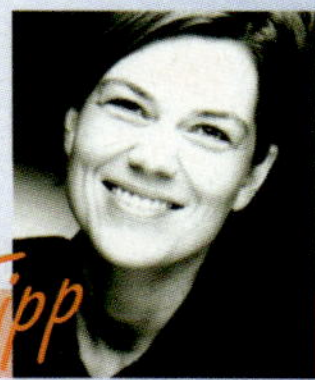

Mein Tipp

»Auch mit gekochter Nahrung können Sie problemlos abnehmen: Kochen wirkt wie eine Vorverdauung und die Nahrung kann viel leichter verstoffwechselt werden.«

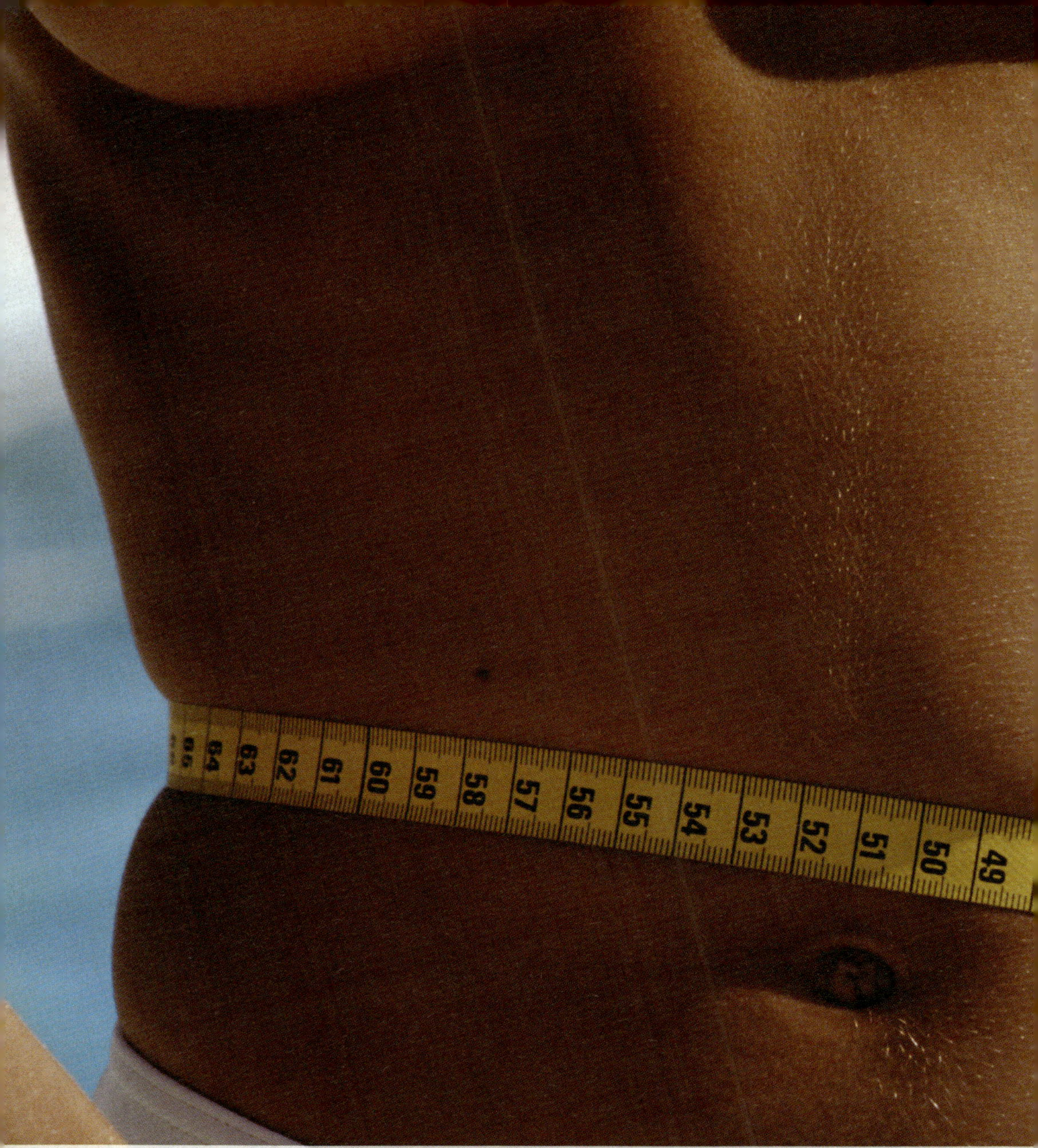

Wie entsteht

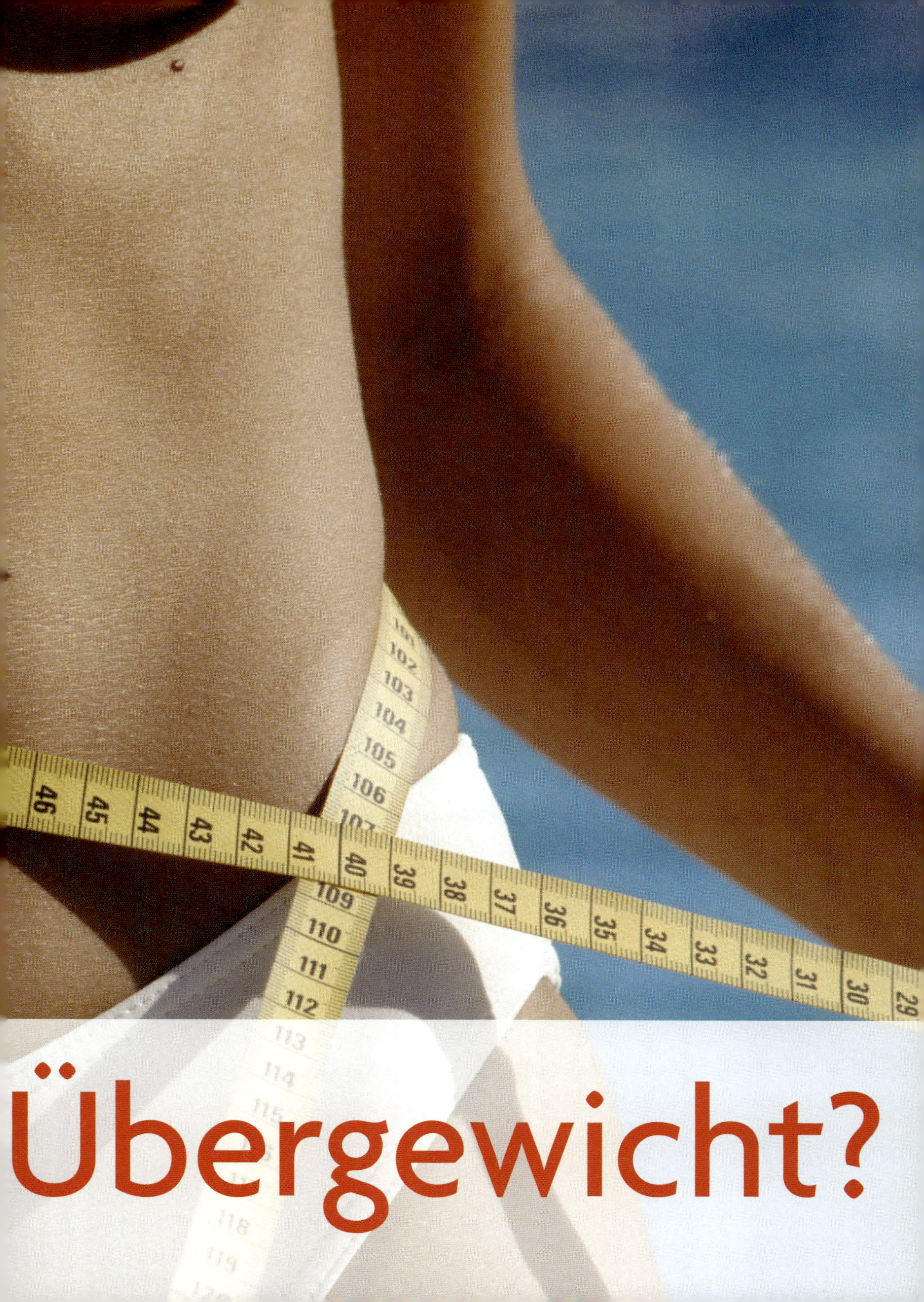

Übergewicht?

Psychologie und Übergewicht

Viele Menschen versuchen bereits seit Jahren abzunehmen, voller Disziplin verzehren sie lediglich kleine Mengen – aber vergeblich. Ihr Gewicht wird durch eine Diät zwar kurzfristig reduziert, danach nehmen sie jedoch schnell wieder an Gewicht zu, so dass sie entweder das ursprüngliche Gewicht wieder erreichen oder sogar noch etwas zulegen. Der ganze Verzicht war umsonst.

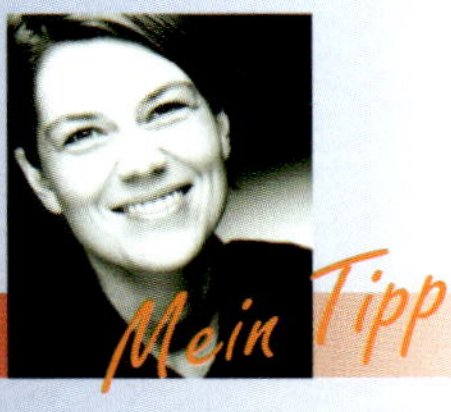

»Beschränken Sie sich nicht, legen Sie Schuldgefühle ab und stellen Sie lieber auf lange Sicht Ihre Ernährung um.«

Viele Menschen mit Gewichtsproblemen sind voller Schuldgefühle und verbieten sich so ihre Freude am Essen. Sie mögen ihre Körperformen nicht und glauben, dass sie zu viel wiegen, weil sie zu viel essen. Wer Diät lebt, schmachtet im Gefängnis, abgetrennt von allen sinnlichen Essgenüssen dieser Welt.

Die Ursachen für erfolglose Bemühungen zur Gewichtsreduktion:

- Der Jojo-Effekt: Durch die kurzfristige Reduzierung der Kalorienaufnahme versucht der Körper seinen Grundumsatz zu drosseln, da er das Überleben des Organismus sichern möchte. Da er nicht weiß, wie lange die Hungerzeit dauern wird, reduziert er alle Stoffwechselvorgänge, der Körper arbeitet auf Sparflamme. Das ist auch der Grund, warum nach anfänglich schneller Gewichtsreduktion im Verlauf einer Diät weiteres Abnehmen immer schwieriger wird. Wird die Diät beendet, setzt die »normale« Kost wegen des heruntergefahrenen Stoffwechsels nun doppelt so schnell an.
- Die Unterdrückung des Genusses während einer Diät: Nach Beendigung der Einschränkungsphase meldet sich das natürliche Verlangen nach Genuss. Jetzt wird psychologisch alles nachgeholt, auf was man während der Diät verzichten musste. Nach dem Ausbruch aus dem Diätgefängnis möchte man alles das wieder essen, dem man vorher entsagt hat.

Rund ums Thema Essen

Das Thema gesunde Ernährung wird zwar viel diskutiert, trotzdem wird die Nahrungsaufnahme im Alltag unserer Gesellschaft eher verschämt behandelt. Ein normales Hungerbedürfnis kann zwar von Kindern noch geäußert werden, jedoch ist es im Berufs- und Geschäftsleben eher unangebracht. Wenn von Nahrung überhaupt gesprochen wird, gibt es das »gute« und das »schlechte« Essen.

»Gutes« und »schlechtes« Essen

Das »gute« Essen ist das, was nicht jedem und nicht immer schmeckt, aber dafür sehr gesund ist. Das »schlechte« Essen ist ungesund und hat sehr viele Kalorien, schmeckt dafür aber gut, und man würde gerne mehr davon essen. Verzichten Sie einfach auf diese moralischen Bewertungen, sondern gönnen Sie sich einen genussvollen Umgang mit Nahrung und beziehen Sie Ihre persönlichen Vorlieben mit ein. Speisen, die Ihnen schmecken, befriedigen Ihr persönliches Bedürfnis nach Genuss.

Kalorienzählen und Selbstüberwindung

Kalorienzählen ist ein ständiger Kampf gegen sich selbst und gegen die eigenen Bedürfnisse. Das Zählen von Kalorien ist eine andauernde Kontrolle mit Beschränkung, die das Essen auf den Nährwert reduziert. Dabei geht der eigene emotionale Bezug und der freudvolle Umgang mit Nahrung verloren. Aus Pflichtbewusstsein mit rationaler Kontrolle wird dann ein Magerjogurt gegessen, obwohl man Lust auf etwas ganz anderes hätte.

Tipp

Vergessen Sie einfach das Kalorienzählen und die Waage!

Viel besser: Spaß am Essen haben!

Bei herkömmlichen Diäten wird Selbstüberwindung und jede Menge Disziplin gefordert. Der eigene Hunger soll mit Willensstärke überwunden werden. Diese Rechnung geht jedoch nicht auf, da sich unsere seelischen Bedürfnisse nicht austricksen lassen und wir den Kampf gegen uns selbst auf Dauer nicht gewinnen können. Besser ist es, die eigenen körperlichen und seelischen Bedürfnisse anzuschauen und mit ihnen zu arbeiten.

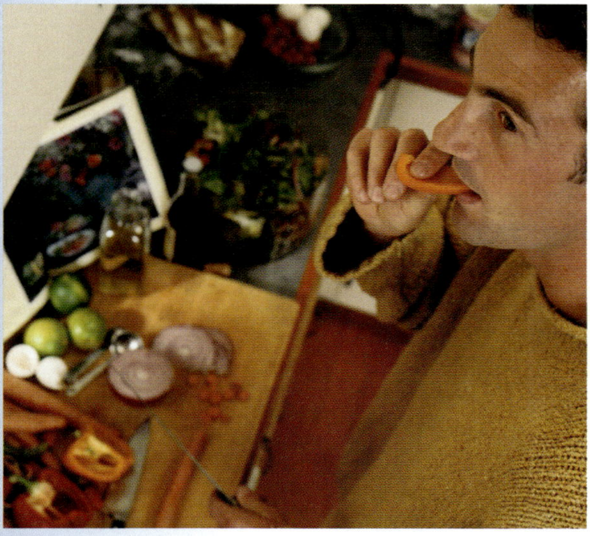

Ab Seite 88 finden Sie Rezepte, die als Anregung gedacht sind und bei denen Sie die einzelnen Bestandteile, beispielsweise Gewürze und Zutaten gegeneinander austauschen können. Kochen Sie nur die Gerichte nach, die Ihnen besonders zusagen und Ihnen das Gefühlt vermitteln, gut versorgt zu sein. Lassen Sie sich durch den genussvollen Umgang mit Nahrung dazu anregen, neue Ess- und Kochgewohnheiten auszuprobieren!

In allen Gerichten im Rezeptteil ist der Anteil von Fetten gering. Die Fettreduzierung steht jedoch nicht wie bei anderen Diäten im Vordergrund. Das Ziel der Ernährung nach den 5 Elementen ist es, den Stoffwechsel individuell anzuregen und das Element Erde zu stärken (siehe auch Seite 40). Auch Kalorienangaben sind bei einer energetisch ausgewogenen Ernährung nach den 5 Elementen unnötig und wurden daher weggelassen.

Tipp

Probieren Sie aus und genießen Sie – so üben Sie wieder einen genussvollen Umgang mit Essen ein.

Die Empfehlungen der TCM zum Abnehmen sind so erfolgreich, weil sie so einfach sind. Wir sind mittlerweile daran gewöhnt, dass nur extrem Schwieriges und Aufwändiges zum Erfolg führt. Deshalb: Versuchen Sie, es sich immer so einfach wie möglich zu machen, aber befassen Sie sich am Anfang intensiv mit den Grundlagen der chinesischen Ernährungslehre.

Der Stoffwechsel aus chinesischer Sicht

Aus Sicht der Traditionellen Chinesischen Medizin sind Probleme mit dem Gewicht durch eine Störung im Element Erde verursacht, welches den Stoffwechsel und die Verdauung regelt. Dem Element Erde sind die Organe Milz, Pankreas (Bauchspeicheldrüse) und Magen zugeordnet. Nach der TCM wird die Körpermasse, d. h. Binde- und Fettgewebe sowie Muskelmasse von der Milz kontrolliert.

Bei einem starken Erdelement können wir viel essen, ohne dass wir schnell zunehmen. Auch »schlechtes« Essen (siehe Seite 37) wird gut und ohne Leistungsabfall verkraftet.

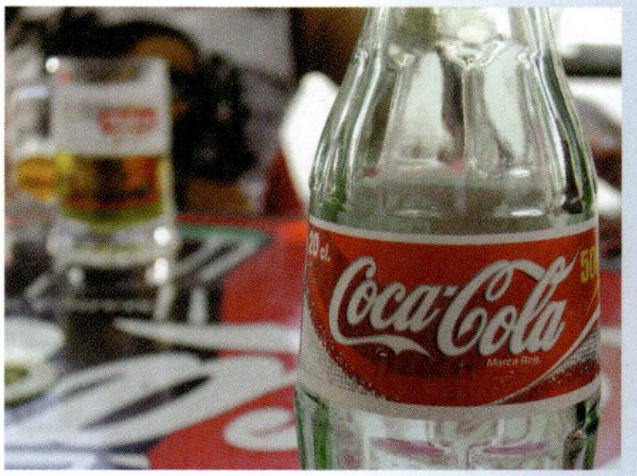

Durch eine Störung im Erdelement kommt es zur Bildung von Feuchtigkeit und Schleim und damit zur Blockade des freien Flusses der Lebensenergie Qi im Körper. Dies kann mehrere Ursachen haben:

- Zu viel befeuchtende und kühlende Nahrungsmittel, beispielsweise Zucker, Milchprodukte, Bier und Limonaden.
- Unausgewogene Nahrung mit einseitigen Geschmacksrichtungen (siehe auch Seite 27).
- Zu wenig frische Nahrungsmittel und zu viel unnatürliche und konservierte Nahrung und Fertigprodukte.
- Emotionale Blockaden wie äußerer und innerer Druck, Sorgen, Überanstrengung, gestaute Wut, ständig schlechtes Gewissen, beispielweise beim Essen.
- Zu häufige Diäten.
- Zu große Mengen an Nahrungsmitteln (selten).

Info

Cola und Bier schwächen das Verdauungsfeuer.

Die Milz – zentrales Organ des Erdelements

Die Milz ist auch in der westlichen Medizin ein Reservoir für Blut. Sie enthält eine besonders hohe Konzentration an roten Blutkörperchen. Wenn der Körper mehr rote Blutkörperchen benötigt, gibt die Milz diese in die Blutgefäße ab.

In der TCM ist die Milz das wichtigste Verdauungsorgan. Hier wird die Energie der Nahrung in Qi, Blut und Körperflüssigkeiten umgewandelt. Erfüllen Milz und Magen ihre Funktionen nicht richtig, können wir die Nährstoffe nicht verdauen und aufnehmen, die wir brauchen, um Körper, Geist und Seele zu stärken. Bei einer Schwäche der Milz kommt es zu einem Stau der Körperflüssigkeiten und damit zur Ansammlung von Feuchtigkeit. Schnelle Gewichtszunahme ist unter anderem die Folge.

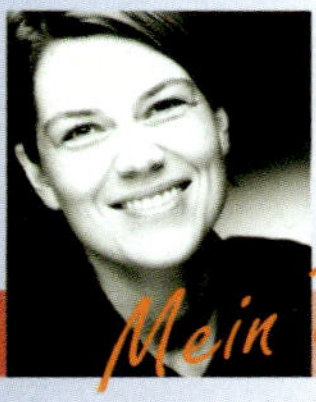

»Sorgen Sie gut für sich – aber machen Sie sich nicht zu viele Sorgen!«

Qi-Mangel der Milz hat auch eine unzureichende Versorgung der Zellen und Gewebe mit Nährstoffen zur Folge, was sich ebenfalls in Übergewicht, aber auch Lethargie, Konzentrationsstörungen, Schweregefühl des Körpers und Kältegefühlen äußern kann. Wenn die Milz schwach ist wird man sehr schnell müde und benebelt.

Im seelischen Bereich ist man häufig niedergeschlagen und macht sich zu viele Sorgen. Umgekehrt kann aber auch zu viel Grübeln Milz und Magen schädigen.

Übergewicht, wenn das Verdauungsfeuer zu schwach ist

Unsere gesamten Stoffwechselvorgänge kann man sich als Holzfeuer vorstellen. Über diesem Holzfeuer hängt ein Kessel mit warmer Suppe. Der Kochtopf entspricht dem Magen und der Dampf aus diesem Kessel ist unsere Lebensenergie. In den Nieren ist unsere angeborene Lebensenergie gespeichert. Diese Nierenenergie und unsere Lebensweise bestimmen die Stärke und Hitze des Feuers.

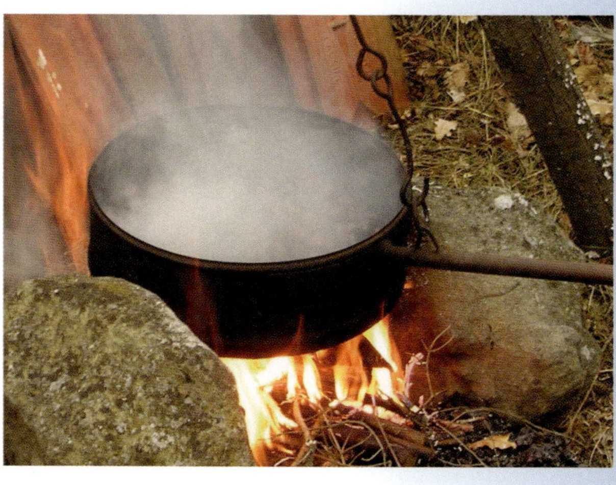

Wenn man sehr viele befeuchtende, kühlende Lebensmittel aufnimmt, ist die Suppe im Kessel erst einmal kühler und es muss noch mehr Energie zur Verfügung gestellt werden, um die Flüssigkeit zu erwärmen. Ab einem Alter von 50 Jahren nimmt außerdem die Energie der Nieren ab und damit wird unser normales Stoffwechselfeuer kleiner, so dass es schneller zur Gewichtszunahme kommt.

Das Wasser in Früchten, Tomaten, Gurken und Melonen behindert die Verdauung aller Speisen. Auch reichlich kalte Getränke vor und während des Essens stören die Verdauung: Die Magensäure wird verdünnt und Verdauungsenzyme können das Essen nicht aufspalten. Kalorien werden nicht in Energie umgewandelt und im Beispiel des Kochtopfes kann nicht genügend Wasserdampf verdunsten. Nahrungsmittel, die nicht reibungslos verdaut werden, kommen unseren Lebensfunktionen nicht zugute und Überschüsse werden in unseren Fettzellen abgelagert.

Tipp

Bei Übergewicht: Schüren Sie das Verdauungsfeuer!

Ein Beispiel

Eine Abendmahlzeit mit Käsebrot und kleinem Rohkostsalat, beispielsweise mit Jogurtsoße, ist nach westlichen Maßstäben – sofern der Käse mager ist – optimal zum Abnehmen geeignet. Aus Sichtweise der TCM ist diese Mahlzeit jedoch sehr schwer verdaulich, insbesondere am Abend. Da bei Menschen mit Gewichtsproblemen das Verdauungsfeuer sowieso eher schwach brennt und nahezu alle genannten Zutaten energetisch abkühlend wirken, wird der Stoffwechsel nicht angeregt. Zwar wird in der TCM nicht grundsätzlich von Milchprodukten abgeraten. Jedoch wirkt Milch befeuchtend und nährend und ist deshalb bei Übergewicht nur in kleinen Mengen sinnvoll.

Nach der TCM ist die genannte Mahlzeit zur Gewichtsreduktion also ungeeignet.

Übergewicht durch Ansammlung von Feuchtigkeit

Wenn die Umwandlung der Nahrung in Qi, d. h. in Lebensenergie, nicht vollständig ist, bildet sich aus Sicht der chinesischen Medizin Feuchtigkeit im Körper.

Das Gewebe bei Übergewicht ist vergleichbar mit einer Sumpflandschaft, in der viel kaltes Wasser steht, aber nur wenig fließt. Viel schlammige Erde verhindert den freien Qi-Fluss, so dass wenig abtransportiert wird. Bevor ein Abtransport stattfinden kann, müssten die Wege freigeräumt und Ansammlungen von Feuchtigkeit aufgelöst werden.

Tipp

Meiden Sie nach 18 Uhr Salate und Fleischprodukte.

Bei Übergewicht hat sich zu viel Feuchtigkeit im Gewebe angesammelt. Besonders rohe, kalte, fette Speisen, angedickte Soßen und Suppen, Süßes und kalte Getränke bilden bei schwachem Verdauungsfeuer Feuchtigkeit. Abends ist unser Verdauung am schwächsten, so dass Salate, Milchprodukte, Fleisch schneller zu Übergewicht führen.

Übergewicht durch Lebensmittelzusätze

Viele Zusatzstoffe in unserer Nahrung wie Konservierungsstoffe, Geschmacksverstärker, Farbstoffe und andere chemische Stoffe kann der Körper nicht reibungs- und restlos abbauen. Je mehr konservierte und chemisch verarbeitete Lebensmittel wir zu uns nehmen, desto mehr unverdaute und chemische Stoffe werden in unserem Gewebe abgelagert. Da die meisten Giftstoffe fettlöslich sind, werden sie hauptsächlich in unseren Fettdepots abgelagert. In einigen wissenschaftlichen Untersuchung wurde nachgewiesen, das Frauen mit einer höheren Belastung von schädlichen Schadstoffen in Fettdepots und Blut generell ein höheres Gewicht haben.

Tipp

Eine naturbelassene, unbehandelte und wenig konservierte Nahrung führt zu einer schnelleren und leichteren Gewichtsreduktion.

Wenn Fettzellen abgebaut werden beziehungsweise sich verkleinern gelangen die Giftstoffe wieder in die Blutbahn. Dies versucht unser Körper dadurch zu vermeiden, indem er den Abbau von Fettzellen verhindert.

Die Schlankmacher: Bitterstoffe

Bitterstoffe sind aus der modernen Ernährung fast vollständig verschwunden. Bitterstoffe wurden früher mit vielen Salaten, Gemüsen, Wurzeln und Kräutern verzehrt. Unsere Neigung zu süßen Nahrungsmitteln hat sie aus unserer Nahrung vertrieben. Durch den Verzehr von bitterfreien Nahrungsmitteln wie Fastfood, Pizza, Kuchen werden so gut wie gar keine Bitterstoffe mehr aufgenommen.

Durch bitterfreie Züchtung schmecken unsere Gemüse und Früchte heute viel süßer und neutraler als früher: Grapefruit, Rosenkohl, Endivie, Blumenkohl, Radicchio, Artischocke und Rucola schmecken heutzutage deutlich weniger bitter als noch vor 20 Jahren.

Hauptsächlich wird heute Salziges, Süßes und Saures gegessen. Diese Geschmäcker haben durchaus ihre Berechtigung, ein energetisch ausgewogenes Essen besteht jedoch aus allen 5 Geschmacksrichtungen also süß, sauer, salzig, scharf und bitter. Indem Sie jedes Element versorgen, unterstützen Sie nicht nur Ihre Organsysteme, sondern regen Stoffwechsel und Verdauung an.

Info

In der TCM füttern bitter schmeckende Speisen das Feuerelement und stützen das Erdelement.

Bitterstoffe in der Nahrung führen durch die Reizung bestimmter Rezeptoren im Magen-Darm-Trakt zum stärkeren Fließen der Verdauungssäfte, die gesamte Verdauungstätigkeit wird angeregt und die Sättigung tritt früher ein. Außerdem vermindern sie Gärungs- und Fäulnisprozesse im Darm und fördern die Resorption von Vitamin B_{12}, fettlöslichen Vitaminen (A, D, E und K) sowie Eisen. Sie sorgen dafür, dafür, dass aufgenommene Nahrungsfette besser verstoffwechselt und somit weniger als Fettpolster abgelagert werden. Sie stimulieren also den gesamten Stoffwechsel und stärken das Herz-Kreislauf-System.

Ein aromatisch-bitterer Salat als Beilage rundet die Mittagsmahlzeit ab. Gewürze wie Kurkuma oder Muskat machen das Essen wesentlich besser verträglich. Alle Stoffwechselprozesse werden durch Bitterstoffe angeregt – bestimmt kennen auch Sie die erleichternde Wirkung eines bitteren Kräuterlikörs nach einem üppigen Mahl.

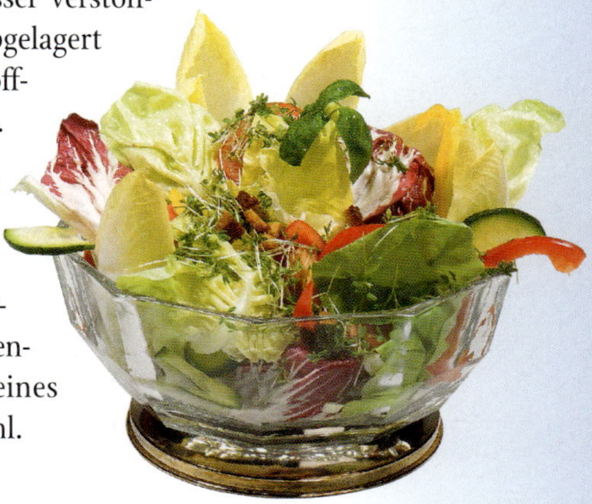

Wie Sie die »richtige« Auswahl an Nahrungsmitteln treffen

Info

Bei einem bestehenden Ungleichgewicht fällt es schwer, die Nahrung »richtig« auszuwählen, denn das Ungleichgewicht verstärkt das Ungleichgewicht.

Viele Menschen glauben, die Nahrungsmittel intuitiv richtig auswählen zu können. Besteht jedoch erst einmal ein Ungleichgewicht, wird dieses oft durch Ernährungsgewohnheiten und Lebensweise noch weiter verstärkt.

Wenn bei Ihnen z. B. eine Schwäche im Bereich des Erdelementes besteht, haben Sie großes Verlangen nach viel süßer Nahrung, um dadurch das Erdelement zu stärken. Deshalb findet sich in Ihrem Einkaufskorb vermutlich auch viel Süßes. Auf Dauer wird so jedoch das Qi der Milz geschwächt und es entsteht über Jahre ein immer größeres Defizit.

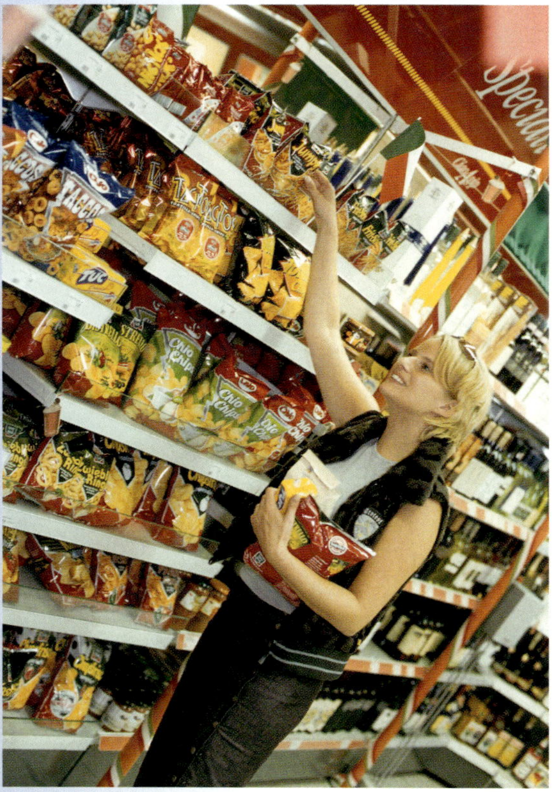

Bei einem Ungleichgewicht besteht immer ein starkes Verlangen nach bestimmten Nahrungsmitteln, die dann das Ungleichgewicht weiter verstärken. Erst wenn der Körper wieder sein annährend natürliches Gleichgewicht erlangt hat, kann eine wirklich intuitiv-richtige Auswahl an Lebensmitteln erfolgen. Bis dahin sollten Sie die Nahrungsmittel nach Ihrem Typ (siehe Test auf Seite 52) und nach den Regeln der 5-Elemente-Ernährung auswählen (siehe Seite 58 ff).

Erde und Holz neigen zu Übergewicht

Dem Element Erde, der Mitte, ist im Organismus der Funktionskreis von Milz, Pankreas (Bauchspeicheldrüse) und Magen zugeordnet. Sind die Funktionen des Elementes Erde gestört, kann dies zu Übergewicht führen.

Dem Holzelement sind Leber und Gallenblase zugeordnet. In der westlichen Welt ist eine Blockade der Holz- beziehungsweise Leberenergie die häufigste Ursache für Gewichtsprobleme: Wenn die Holzenergie ungehindert fließt ist ein Mensch gesund und erreicht seine Ziele ohne Druck und Frustration.

Beide Elemente sind über den Kontrollzyklus (siehe Seite 22) miteinander gekoppelt. Daher gelten die meisten Ernährungsempfehlungen für beide Elemente, jedoch sind jeweils einige Besonderheiten zu berücksichtigen, auf die an den entsprechenden Stellen hingewiesen wird.

Info

In jedem Menschen sind alle 5 Elemente vorhanden. Bei Übergewicht jedoch geraten hauptsächlich das Erd- und das Holzelement aus dem Gleichgewicht. Deshalb sollten Sie speziell diese beiden Elemente stärken, um wieder in eine schlanke und gesunde Balance zu kommen.

Das fürsorgliche Erdelement

Das gesunde Erdelement ist wie eine gute Mutter, die nach den Bedürfnissen und Wünschen des Kindes schaut, diese wahrnimmt und sich einsetzt. Ein Mensch mit gesundem Erdelement sorgt aber auch für sich selbst und fühlt sich in seiner Mitte. Er fühlt sich sicher und geborgen im Leben und hat die Fähigkeit, sich selbst abzusichern – und das nicht nur in finanzieller Hinsicht. Auch die emotionale Versorgung mit Freundschaften und Bekanntschaften ist hier gemeint.

Bei sich selbst zu bleiben, Konzentration auf die eigenen Bedürfnisse und Wünsche im Leben führen zur Achtsamkeit und gesunder Fürsorge. Ist diese Fähigkeit gut ausgebildet, ist der Verdauungsapparat stark und Übergewicht kann nur schwer entstehen.

Tipp

Sorgen Sie für sich und belohnen Sie sich – aber nicht mit Süßem!

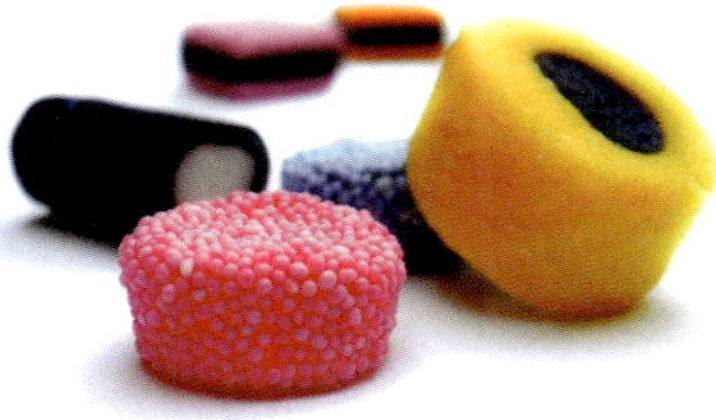

Menschen mit einer Betonung des Erdelementes lieben es aber auch, die Probleme anderer Menschen zu lösen, und häufig haben sie dann keine Zeit mehr, sich um sich selbst zu kümmern. Dann verlieren Erdmenschen ihr Zentrum und konsumieren mit Vorliebe jene Nahrungsmittel, die mit dem Geschmack der Erde assoziiert sind: Schokolade, Torten, Kuchen und andere Süßigkeiten – und geben sich so die erforderliche Belohnung.

Besonders das schlechte Gewissen während des Essens führt zum einen dazu, dass zu schnell gegessen und die Nahrung nicht gut gekaut wird, zum anderen wird die Milz durch diese negative Emotion geschwächt. Neben dem Gefühl des Mangels treten immer wieder Gefühle auf wie nicht gut versorgt zu sein und immer mehr haben wollen.

In der folgenden Aufstellung finden Sie einige Zuordnungen des Erdelements. Übrigens: In der altgriechischen Medizin entspricht das Erdelement dem Melancholiker.

Sinnesorgan	Farbe	Innere Organe	Gewebe	Klima	Emotionen
Mund	gelb, orange	Milz, Pankreas, Magen	Fett- und Bindegewebe, Fleisch, Muskeln	Feuchtigkeit	Sorgen, grübeln, Schwermut

So stärken Sie das Erdelement

Achtsamkeit

- Um das Erdelement, also Ihre Mitte, zu stärken sollten Sie immer mit Bewusstsein und Freude essen.
- Seien Sie wohlwollend und liebevoll sich selbst gegenüber – so kann ein Gefühl der Sättigung und des Geborgenseins entstehen.
- Nehmen Sie beim Essen für sich die erforderliche Zeit in Anspruch, die Sie brauchen: Essen Sie nicht unter Zeitdruck, nicht aus Verpflichtung und auch nicht mit Schuldgefühlen.
- Essen Sie insbesondere nichts, was Sie nicht wollen und was Ihnen nicht bekommt.

Die Psychologie des Süßen

In der westlichen Medizin weiß man, das nach Aufnahme von weißem Zucker der Blutzuckerspiegel schnell sehr stark ansteigt. Danach folgt ein Anstieg der Insulinausschüttung, wodurch der Blutzucker kurzfristig stärker gesenkt wird als vor dem Verzehr von Süßigkeiten. Dieser niedrige Blutzucker führt erneut zu Heißhungergefühlen, außerdem kommt es zu Konzentrationsschwäche, Vergesslichkeit, emotionaler Instabilität, Antriebslosigkeit, Depression, Ungeduld und Störungen der Gedächtnisfunktion. In der Folge tritt erneut eine starke Lust auf Süßigkeiten auf.

Aus Sicht der Traditionellen Chinesischen Medizin wird durch den Verzehr von süßen Nahrungsmitteln das Element Erde zwar kurzfristig angeregt und gestärkt, denn Süßes baut Qi (Lebensenergie) auf. Langfristig jedoch wird bei dauerndem Konsum von Süßem das Erdelement überstrapaziert und geschwächt. Diese Schwäche führt wiederum zu einem starken Verlangen nach Süßem.

Geborgenheit und Fürsorge zu geben und von anderen annehmen zu können, steht für ein gesundes Erdelement. Zufriedenheit und Lust am Essen sind ein wichtiger Bestandteil des Lebens und geben uns das Gefühl, genährt zu sein. Ohne dieses innere Gefühl der Zufriedenheit und Sicherheit haben wir ständig Hunger, da wir diese Eigenschaften durch Essen ausgleichen müssen.

Der süße Geschmack und der Verzehr von Süßigkeiten gleicht oft Bedürfnisse nach Zufriedenheit, Ruhe, Geborgenheit und Gut-versorgt-Sein aus. Wenn Sie zu viel Süßes oder ständig zu viel essen, leben Sie Ihre liebevollen, fürsorglichen Eigenschaften sich selbst gegenüber nicht aus.

Info

Bis vor ca. 100 Jahren kannte man noch keinen Fabrikzucker und damit auch noch nicht die extrem gesüßten Lebensmitte von heute: 44 Kilo Zucker nimmt der Durchschnittsbürger jährlich auf, das sind im Schnitt 25 Teelöffel pro Tag!

Ernährungsumstellung

- Stellen Sie Ihre Ernährung nach den 5 Elementen um (siehe Seite 58 ff), dann wird die Lust auf Süßes insgesamt geringer werden.
- Stärken Sie das Erdelement mit der *natürlichen* Süße von bestimmten Gemüsearten, Fleisch und Fischsorten, Getreide, Hülsenfrüchte und Samen (siehe Seite 65).

Tipp

Eintöpfe mit Gemüse, Kartoffeln und erwärmenden Kräutern (siehe ab Seite 126) unterstützen das Feuer des Stoffwechsels.

Info

Die Ernährungsempfehlungen der TCM dienen hauptsächlich der Vermeidung von Ungleichgewichtszuständen. Bei Übergewicht durch falsche Ess- und Lebensgewohnheiten kann die richtige Ernährung den Körper wieder in sein eigenes harmonisches Gleichgewicht bringen und so Energie, Leistungsfähigkeit und innere Zufriedenheit fördern.

- Verzichten Sie völlig auf weißen Zucker: Essen Sie Früchte, die von Natur aus süß sind, wie getrocknete Datteln, Feigen und andere Trockenfrüchte oder Fruchtriegel.
- Kochen Sie (wieder) selbst: Durch die Freude an der Zubereitung von Mahlzeiten werden Sie auch dann satt, wenn Sie mal weniger essen – und so locker Ihr Wunschgewicht erreichen.
- Genießen Sie!

Andere Lebensgewohnheiten

- Langes Sitzen, konzentriertes, übermäßiges Denken und ständiges Grübeln erschöpfen die Mitte: Tätigkeiten, bei denen man stundenlang sitzen und konzentriert denken muss, führen mit der Zeit zu einer Schwäche des Erdelementes, die sich in Gewichtzunahme, Konzentrationsstörungen und Lustlosigkeit äußert.

  Falls Sie einen Beruf haben, der Sie entsprechend fordert: Gönnen Sie sich öfters eine Pause und bewegen Sie sich mehr!

Das zielstrebige Holzelement

Aus traditionell chinesischer Sicht ist die Energie der Leber für unsere Entwicklung, unser Wachstum und unsere Entfaltung zuständig. Um unserer Vorstellungen in dieser Welt zu verwirklichen, benötigen wir das Element Holz.

Wird jedoch mit zu starkem Willen gepuscht oder etwas erzwungen, wird die Leberenergie blockiert, denn das Qi der Leber hasst Druck. Die gestaute Holzenergie greift dann über den Kontrollzyklus das Element Erde an (siehe Abbildung auf Seite 22). Man hat in der Folge starkes Verlangen nach süßen und nährenden Nahrungsmitteln.

Störungen des Holzelements zeigen sich in Frustration, Wut und Ungeduld: Wenn die Holzenergie blockiert ist, staut sich bei diesen Menschen eine Menge Energie im Inneren an – wie bei einem Dampfkochtopf, in dem keine Energie nach außen entweichen kann. Diese gestauten Emotionen entladen sich dann unter Umständen vulkanartig und unkontrolliert.

Für die Stauung der Leberenergie kann es zwei Ursachen geben:

- Anerzogene Zurückhaltung: Dieser Typ kann Gefühle und Gedanken nur schwer artikulieren und angemessen zum Ausdruck bringen. Es fällt ihm schwer, die eigenen Vorstellungen in die Welt zu tragen und er hält viele Gefühle und Ansichten lange zurück, bis sie sich in Reizbarkeit oder unadäquaten Verhalten äußern. Besonders häufig ist dieses Verhalten bei Frauen anzutreffen.
- Ehrgeiz, mit dem Kopf durch die Wand wollen: In unserer Gesellschaft hat niemand etwas gegen Ehrgeiz und einen starken Willen, denn das sind Eigenschaften, die gesellschaftlich akzeptiert sind. Wer jedoch nur noch ehrgeizig beispielsweise berufliche Ziele verfolgt, vernachlässigt oft seine eigenen Bedürfnisse, ist also in der Fürsorge für sich selbst sehr wohl willensschwach. Mit zielorientiertem Handeln und klarer Ausrichtung erreichen wir das, was wir möchten, auch mit einer gelassenen und entspannten Lebenseinstellung. Viele Dinge lassen sich so oder so nicht erzwingen.

Info

Blockierte Leberenergie kann zu Wutausbrüchen führen.

In der folgenden Aufstellung sind einige weitere Zuordnungen des Holzelementes zusammengestellt. Das Holzelement entspricht in der altgriechischen Medizin dem Choleriker.

Sinnesorgan	Farbe	Innere Organe	Gewebe	Klima	Emotionen
Augen	blau, grün	Leber, Gallenblase	Sehnen	Wind	Ärger, Wut, Zorn

So stärken Sie das Holzelement

Da das Holz- und das Erdelement über den Kontrollzyklus miteinander verbunden sind, gelten für beide Elemente im Prinzip die gleichen Grundregeln: Ernährungsumstellung – Hinweise hierzu finden Sie ab Seite 58, Achtsamkeit und ebenfalls eine Änderung der Lebensgewohnheiten mit mehr Bewegung.

Sie können das Holzelement bei sich (und bei Ihren Kindern) noch zusätzlich unterstützen, wenn Sie folgenden Satz verinnerlichen: Umso mehr Sie Ihr Potenzial ausleben (beziehungsweise Ihren Kindern erlauben, ihre Potenziale auszuleben), umso freier fließt die Lebensenergie im Holzelement.

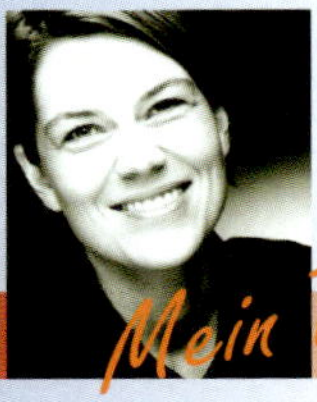

Mein Tipp

»Der Holzelement-Typ sollte seiner Energie so oft wie möglich freien Lauf lassen.«

Lassen Sie Dampf ab!

Oft erlauben uns die Konventionen, Normen und gesellschaftlichen Rahmenbedingungen nicht, das zu äußern oder das zu tun, was wir eigentlich möchten. Auch eine erlernte Eigenkontrolle aller positiver und negativer Emotionen führt zu einer Stauung der Holzenergie. Deshalb: Tun Sie, so oft es geht, das, was Sie wollen und was Ihnen wirklich Spaß macht. Suchen Sie sich beispielsweise eine Sportart, bei der Sie sich verausgaben und richtig »austoben« können.

Nehmen Sie Druck raus!

Durch eine einschränkende und begrenzende Erziehung wird die Leberenergie blockiert. Deshalb: Fördern Sie es, dass sich Ihre Kinder in der wachsenden Holzphase entfalten können, ihre Bedürfnisse und Wünsche äußern und ausleben dürfen. Solche Kinder können auch als Erwachsene eine gesunde Holzkraft leben.

Übergewicht – welcher Typ sind Sie?

Wie schon gesagt sind die häufigsten Ursachen für Übergewicht nach der TCM entweder eine Schwäche im Erdelement (Erdtyp) oder – wie bei den meisten Menschen unserer modernen Welt – eine Stauung im Holzelement, welches das Erdelement schwächt (Holztyp).

Wenn Sie wissen, dass bei Ihnen entweder eine Störung im Holz- oder im Erdelement vorliegt, dann können Sie die Nahrungsmittel auswählen, die Ihnen gut tun, sich typgerecht ernähren und so Ihr Gleichgewicht wiederherstellen. Das bedeutet in beiden Fällen, dass Sie Ihren Speisen neue Geschmacksrichtungen und -kombinationen hinzufügen, den Verzehr bestimmter Nahrungsmittel einschränken und sich Zeit zum Genießen nehmen.

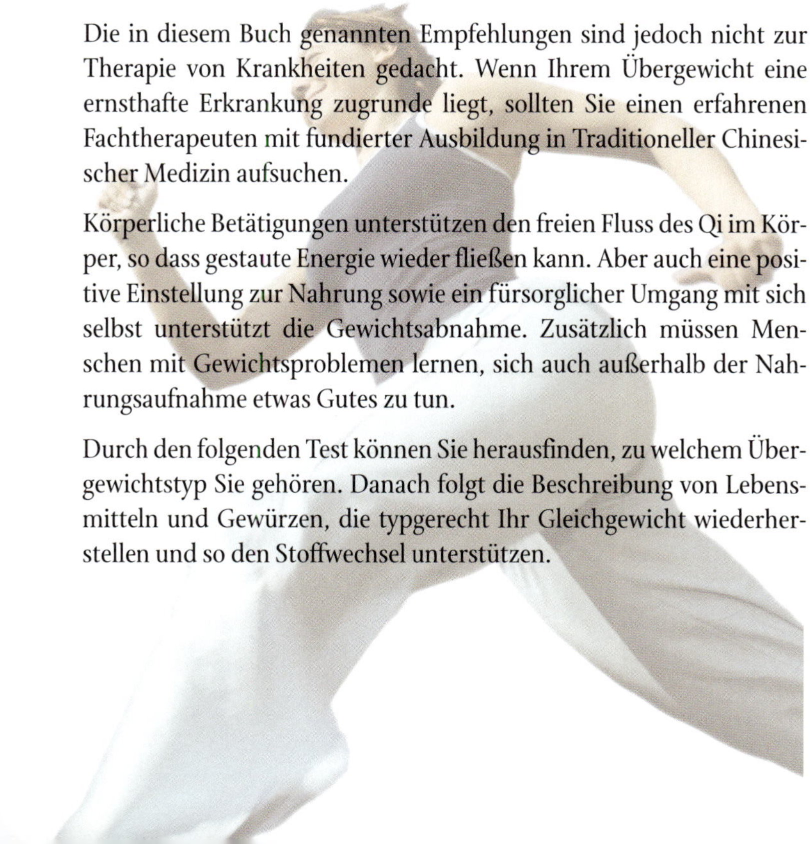

Die in diesem Buch genannten Empfehlungen sind jedoch nicht zur Therapie von Krankheiten gedacht. Wenn Ihrem Übergewicht eine ernsthafte Erkrankung zugrunde liegt, sollten Sie einen erfahrenen Fachtherapeuten mit fundierter Ausbildung in Traditioneller Chinesischer Medizin aufsuchen.

Körperliche Betätigungen unterstützen den freien Fluss des Qi im Körper, so dass gestaute Energie wieder fließen kann. Aber auch eine positive Einstellung zur Nahrung sowie ein fürsorglicher Umgang mit sich selbst unterstützt die Gewichtsabnahme. Zusätzlich müssen Menschen mit Gewichtsproblemen lernen, sich auch außerhalb der Nahrungsaufnahme etwas Gutes zu tun.

Durch den folgenden Test können Sie herausfinden, zu welchem Übergewichtstyp Sie gehören. Danach folgt die Beschreibung von Lebensmitteln und Gewürzen, die typgerecht Ihr Gleichgewicht wiederherstellen und so den Stoffwechsel unterstützen.

Tipp

Durch körperliche Aktivität verteilt sich das Qi besser im Körper – deshalb gilt für beide Übergewichtstypen: Bewegen Sie sich!

Tipp

Ihr persönliches Testergebnis gibt Ihnen wertvolle Anhaltspunkte, welche Ernährung Ihnen gut tut.

Auswertung

Um zu erfahren, welcher Übergewichtstyp Sie sind, beantworten Sie die Fragen ganz spontan und bewerten Sie auf einer Skala von 0 (trifft nicht zu/ist untypisch) bis 6 (trifft auf jeden Fall zu/ist ganz typisch), wie die Testaussagen zutreffen. Zählen Sie die Punkte beider Tests zusammen – Sie gehören dem Typ an, bei dem Sie deutlich die meisten Punkte haben.

Bei manchen Menschen findet sich keine solch eindeutige Zuordnung. In diesen Fällen sollten Sie sich an den Empfehlungen zur Gewichtsreduzierung für das Erdelement orientieren (ab Seite 58).

In verschiedenen Lebensphasen können die Symptome wechseln, so dass man nicht sein ganzes Leben zum gleichen Typus gehören muss.

Bewertung

0 trifft nicht zu/ist ganz untypisch
1 trifft kaum zu
2 trifft gelegentlich zu
3 trifft einigermaßen zu
4 trifft öfter zu
5 trifft meistens zu
6 trifft auf jeden Fall zu/ist ganz typisch

Test 1

Sind Sie ein Erdelement-Typ?

	1	2	3	4	5	6
Ich habe normalen oder verminderten Appetit	☐	☐	☐	☐	☐	☐
Ich fühle mich teilweise von anderen abhängig	☐	☐	☐	☐	☐	☐
Konzentration fällt mir schwer	☐	☐	☐	☐	☐	☐
Ich kann sehr zerstreut sein	☐	☐	☐	☐	☐	☐
Ich bin ein stabiler, ruhiger Typ	☐	☐	☐	☐	☐	☐
Ich fühle häufig eine starke Besorgnis um andere	☐	☐	☐	☐	☐	☐
Ich bin sehr mitfühlend und fürsorglich	☐	☐	☐	☐	☐	☐
Ich fühle mich manchmal träge und mir fehlt es an Ausdauer	☐	☐	☐	☐	☐	☐
Besonders morgens habe ich ein Gefühl der Schwere	☐	☐	☐	☐	☐	☐
Mein Stuhl ist eher weich	☐	☐	☐	☐	☐	☐

Test 2

Sind Sie ein Holzelement-Typ?

	1	2	3	4	5	6
Ich fühle mich häufig sehr gestaut und habe Spannungsgefühle im Brustkorb	☐	☐	☐	☐	☐	☐
Ich halte meine Gefühle häufig zurück oder habe unkontrollierte Gefühlsausbrüche	☐	☐	☐	☐	☐	☐
Ich fühle oft eine innere Anspannung und bin gereizt	☐	☐	☐	☐	☐	☐
Ich habe häufig Blähungen	☐	☐	☐	☐	☐	☐
Ich habe manchmal ein Kloßgefühl im Halsbereich	☐	☐	☐	☐	☐	☐
Mein Stuhl ist wechselweise weich und hart	☐	☐	☐	☐	☐	☐
Ich habe häufig nach dem Essen Aufstoßen oder Völlegefühl	☐	☐	☐	☐	☐	☐
Ich habe häufig das Gefühl, etwas im Magen haben zu müssen	☐	☐	☐	☐	☐	☐
Es fällt mir schwer, mich zu entspannen	☐	☐	☐	☐	☐	☐
Ich bin ein ehrgeiziger Mensch, der wenig Gelassenheit hat.	☐	☐	☐	☐	☐	☐

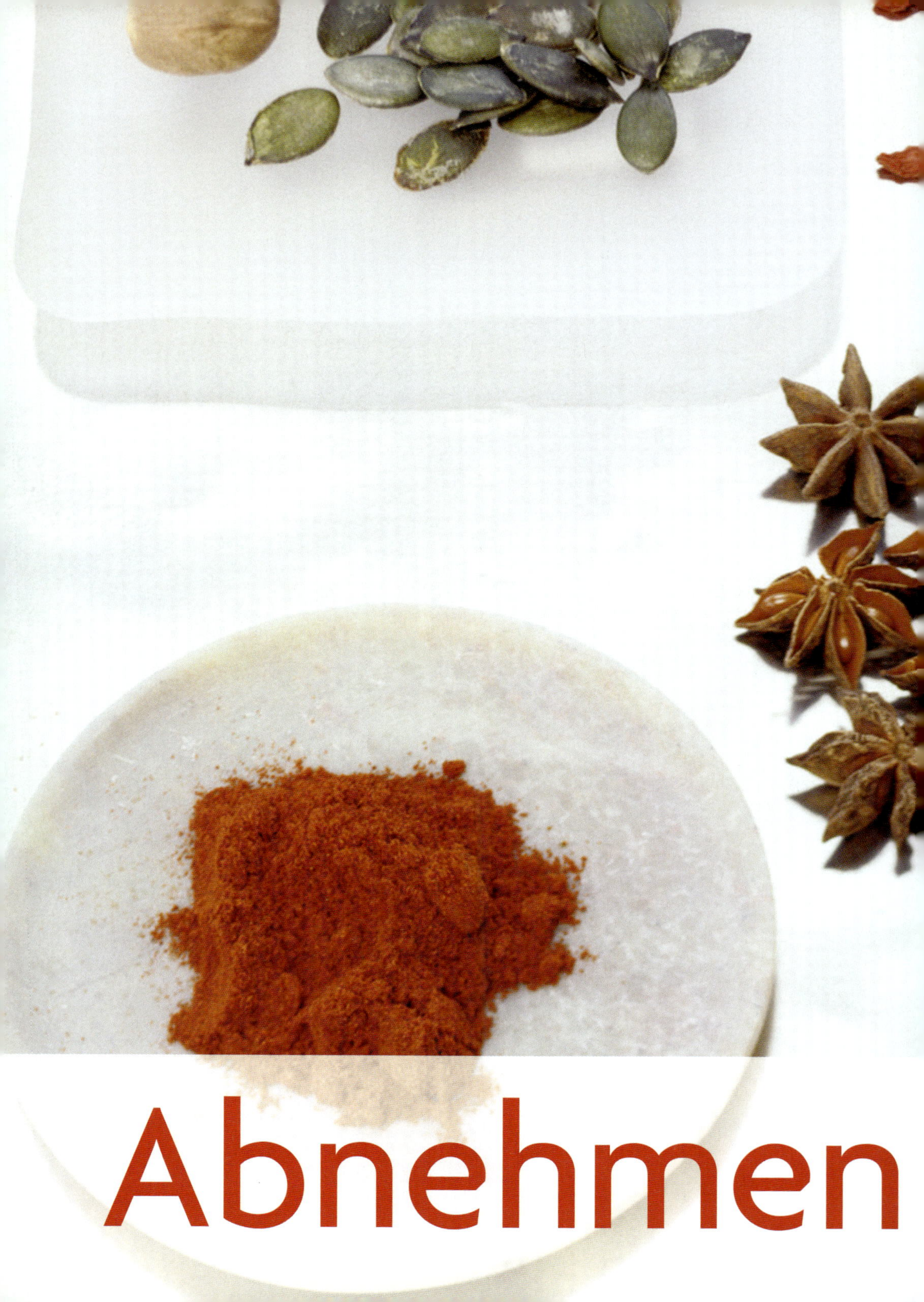

Abnehmen

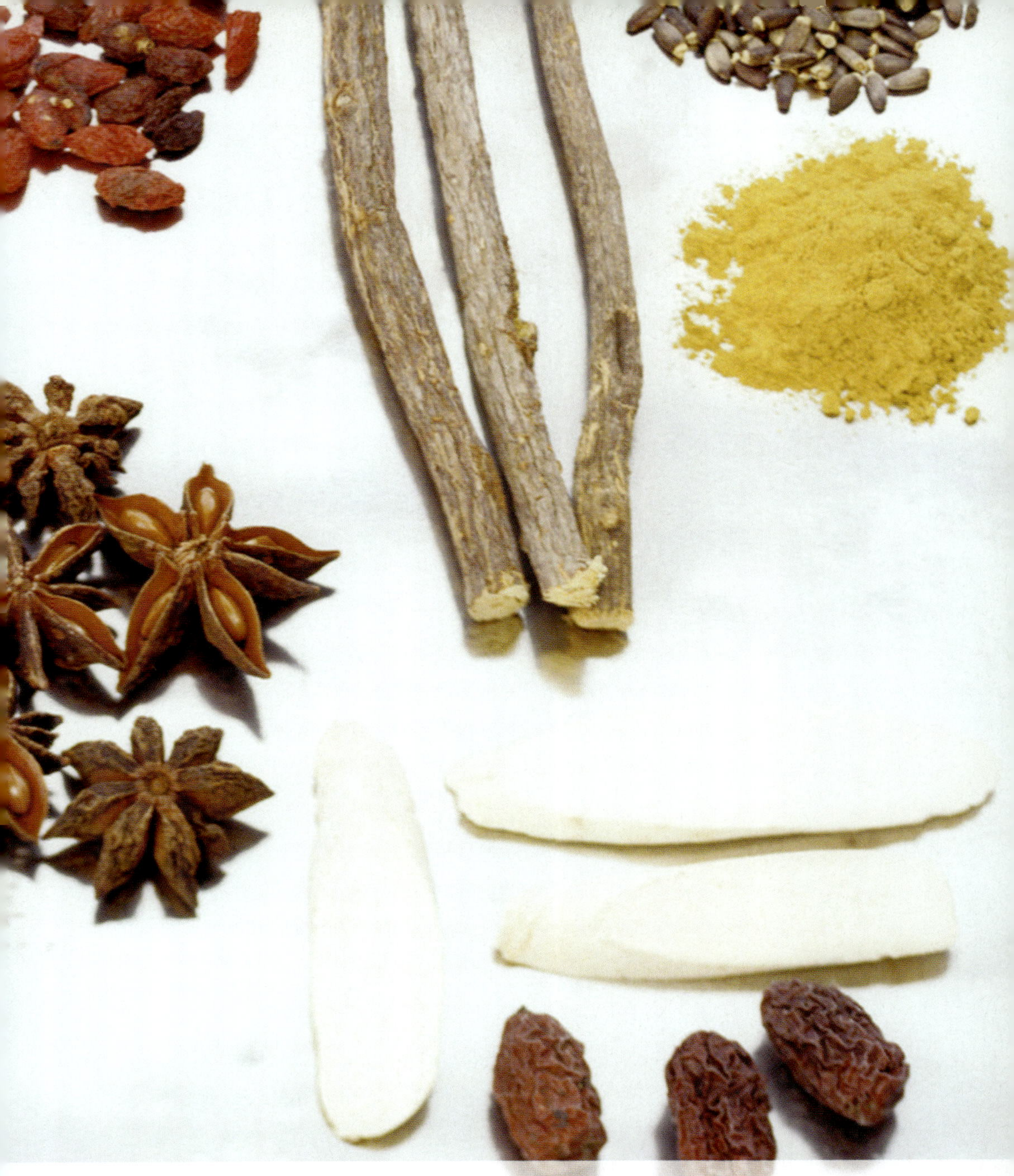

mit TCM

Wie der Erdelement-Typ abnehmen kann

Typisch: Schnelle Gewichtszunahme mit geringem Appetit

Info

Ein Mangel der Lebensenergie Qi in der Milz führt zu einer Verlangsamung der Umwandlungsprozesse von Nahrung in Energie.

Durch unsere moderne Ernährung findet sich häufig ein Energiemangel im Element Erde, dem Element, das für die Umsetzung von Nährstoffen in Lebensenergie zuständig ist: Durch den Verzehr von zu vielen befeuchtenden und abkühlenden Lebensmitteln über Jahre hinweg wird das Erdelement geschwächt. Das bedeutet, dass die normalen Umwandlungsprozesse der Nahrung in Lebensenergie gestört sind. Die energetische Kälte der Nahrung behindert reibungslose Stoffwechselprozesse, so dass sich aus chinesischer Sicht mit der Zeit Feuchtigkeit im Körper ansammelt.

Durch falsche Ratschläge bezüglich gesunder Ernährung werden von vielen Menschen viel zu viele rohe und kalte Nahrungsmittel verzehrt. Häufig wird auch angenommen, dass schnell verfügbare kalte Nahrungsmittel wie Jogurt, Zitrusfrüchte, Brot und Rohkost weniger Kalorien enthalten als gekochte Nahrung.

Auch durch ständige Diäten mit verminderter und unregelmäßiger Nahrungsaufnahme wird das Element Erde geschwächt. Die Folge ist Übergewicht: Bei einer Schwäche des Milz-Qi kann die Kalorienzahl auf ein Minimum reduziert werden – und dennoch werden Sie kaum an Gewicht verlieren.

Weitere Ursachen für Übergewicht können sein: eine *angeborene* Qi-Schwäche der Milz (siehe Seite 40), chronische Erkrankungen, Überarbeitung sowie zu wenig körperliche Betätigung.

Weitere Anzeichen einer Schwäche des Erdelementes

- Viele Menschen dieses Typs berichten, dass sie nicht allzu viel essen würden und trotzdem kein Gramm Fett reduzieren könnten.
- Besonders Frauen klagen über eine Schwäche des Bindegewebes (Zellulitis, Krampfadern), Kraftlosigkeit der Glieder, insbesondere der Arme, sowie über morgendliche Müdigkeit mit Antriebsschwäche – alles Anzeichen einer schwachen Mitte.
- Sehr häufig besteht Heißhunger auf Süßigkeiten.
- Salat, Obst, Müsli, frisches Brot und Milchprodukte werden schlecht vertragen.

Info

Dumpfe Kopfschmerzen – typische Anzeichen für eine Schwäche im Erdelement.

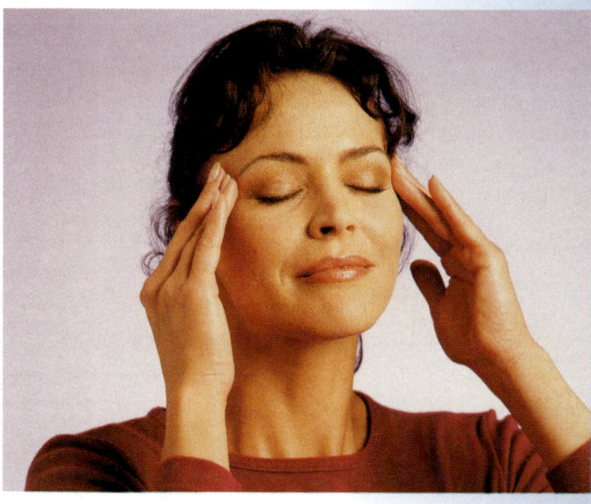

- Konzentrationsstörungen, dumpfer Kopfschmerz, Müdigkeit mit Antriebsmangel morgens und nach dem Essen, Trägheit, Kraftlosigkeit sind ebenfalls typisch.
- Häufig wird kein Durst verspürt.
- Ansammlungen von Feuchtigkeit im Körper behindern den freien Fluss der Lebensenergie Qi: Neben Übergewicht äußert sich dies in chronischem Schnupfen und Nasennebenhöhlenerkrankungen.
- Morgendliche Schwellungen im Gesicht, beispielsweise unter den Augen (Tränensäcke), sind ebenfalls Anzeichen.
- Abneigung gegen Kälte sowie ständig kalte Arme und Beine.
- Häufig tritt auch weicher Stuhlgang auf.

Ernährung zur Stärkung des Erdelementes

Info

Da beide Elemente über den Kontrollzyklus (siehe Seite 22) miteinander gekoppelt sind, eignen sich die folgenden Ernährungsempfehlungen auch für das Holzelement.

Durch die Umstellung auf Lebensmittel, die das Erdelement stärken, können auch die Menschen Gewicht reduzieren, die sich schon seit Jahren vergeblich mit Diäten herumquälen.

Allgemeine Regeln

Nutzen Sie die natürliche Süße!

Eine schwache Mitte braucht leicht wärmende, trocknende und fettarme Lebensmittel aus dem Element Erde, z. B. natürlich süß schmeckende Speisen: Je mehr natürliche Süße im Speiseplan enthalten ist, wie beispielsweise durch Getreide und Karotten, desto mehr Energie verspüren Sie und können gleichzeitig auf weißen Zucker verzichten.

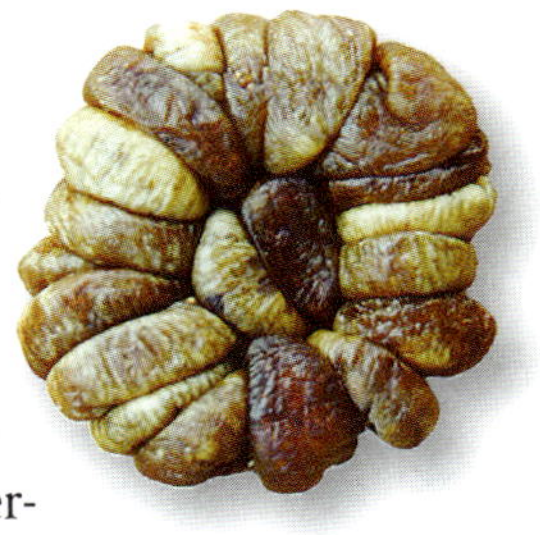

Wenn Sie Lust auf Süßes haben eignen sich getrocknete Datteln und Feigen, Rosinen, Fruchtschnitten oder andere Trockenfrüchte.

Süßen Sie Ihre Speisen mit wenig Honig, Gerstenmalz oder Ahornsirup, die jedoch sparsam verwendet werden sollten. Nach Nahrungsumstellung lässt die Lust auf Süßes erfahrungsgemäß nach.

Tipp

Einfaches Essen stärkt das Erdelement.

Je einfacher, umso besser!

Essen, das die Mitte stützt, ist auch immer einfache Kost. Reichhaltiges Buffetessen mit sehr vielen unterschiedlichen Bestandteilen verlangt eine starke Verdauungsfunktion. Bei der Therapie des Übergewichtes sollten Sie deshalb einfache Kost bevorzugen. Grundsätzlich gilt: Umso weniger unterschiedliche Nahrungsmittel in einer Mahlzeit enthalten sind, desto mehr stärkt sie das Erdelement.

Gönnen Sie sich nach dem Essen eine Pause!

Ausreichende Pausen nach einer Mahlzeit unterstützen die Funktionen der Verdauung und helfen so bei der Optimierung des Stoffwechsels.

Essen Sie regelmäßig!

Durch regelmäßige Mahlzeiten, die fest im Tagesablauf eingeplant sind, beugen Sie Heißhungergefühlen am besten vor. Kleine Zwischenmahlzeiten oder ständiges Essen über den Tag verteilt erschöpfen die Verdauungskapazität, da keine Pausen zwischen den Mahlzeiten bestehen, in denen sich das Verdauungssystem erholen kann.

Essen Sie langsam und bewusst!

Die Nahrung sollte immer langsam gegessen und gut gekaut werden – dadurch beginnt die Verdauung schon im Mund und das vorhandene Verdauungsfeuer arbeitet effektiver.

Verzichten Sie auf das Trinken während der Mahlzeiten!

Wenn Sie während des Essens Flüssigkeiten zu sich nehmen, führt dies zur Verdünnung der Enzyme und Verdauungssäfte, die in ihrer Wirkung geschwächt werden.

Finden Sie das richtige Maß!

Essen Sie höchstens $^2/_3$ einer normalen Portion, so dass sie nie das Gefühl einer Übersättigung bekommen. Faustregel für die richtige Menge auf Ihrem Telller: So viel, wie in einen Suppenteller passt.

Am besten ist Natur!

Verzichten Sie auf industriell verarbeitete Lebensmittel mit chemischen Zusätzen wie Farb-, Konservierungs- und Aromastoffe oder Emulgatoren.

Tipp

Frische Produkte aus der Region und naturbelassene Lebensmittel sind bekömmlicher.

Bitterstoffe machen schlank!

Bitterstoffe sind in Gemüse (Blumenkohl, Brokkoli, Kohlrabi, Artischocke), Wurzeln (Pastinaken, Petersilienwurzel, Schwarzwurzel), Kräutern (Liebstöckel, Rosmarin, Thymian) und Gewürzen (Kurkuma, Curry-Mischungen) enthalten. Auch viele Salate enthalten Bitterstoffe (Endivie, Chicorée, Rucola), achten Sie jedoch darauf, Salate und Rohkost nur als mittägliche Beilage zu verzehren (gut kauen!) und abends darauf zu verzichten.

Tipp

Die geschmackliche Ausgewogenheit verhindert, dass plötzlicher Heißhunger entsteht.

Alle 5 Geschmacksqualitäten in einer Mahlzeit!

Wenn alle 5 Geschmacksrichtungen in einer Mahlzeit vorhanden sind, werden aus chinesischer Sicht alle 5 Wandlungsphasen und somit alle Organsysteme angesprochen. Eine Mahlzeit wird dadurch bekömmlicher und sättigt schneller, wenn sie bitter, süß, scharf, salzig, und sauer ist. Kombinieren Sie Lebensmittel so, dass sich die Wirkung ausgleicht. Scharfe, energetisch wärmende Gewürze wie Zimt und Ingwer gleichen beispielsweise die kühlende Wirkung von Speiseeis aus.

Stellen Sie Ihre Ernährung langsam um!

Beginnen Sie mit der Ernährungsumstellung ohne Druck und Zwang. Essen Sie am Anfang einfach insgesamt mehr Getreide (siehe Kasten) und gedünstete Gemüse, dann verringert sich die Lust auf schwere Fleischmahlzeiten automatisch.

Das Frühstück: Etwas Warmes braucht das Erdelement!

Ein warmes Getreidefrühstück ist die optimale Grundlage für einen gelungenen Start in den Tag. Durch die erwärmende Zubereitung hat das Getreide eine optimale Bekömmlichkeit. Gewürze und Trockenfrüchte können nach Geschmack zugefügt werden, ebenso Sojareismilch pur oder mit Wasser (nicht eiskalt) verdünnt.Rezepte für warme Getreidegerichte am Morgen finden Sie auf Seite 88 f.

Als Alternative zum Getreidebrei eignen sich ungezuckerte Cornflakes, die aus geröstetem Maismehl bestehen.

Tipp

Trockenes oder geröstetes Brot bildet im Körper weniger Feuchtigkeit.

Wenn Sie so gar nicht auf Brotmahlzeiten verzichten möchten, essen Sie eher Brot aus Dinkel, Hafer- oder Roggenmehl. Weizenbrot ist nicht zu empfehlen, da thermisch kühler Weizen eher Feuchtigkeit und damit Übergewicht im Körper fördert.

Als Alternative zu den üblichen Brotbelägen wie Butter, Margarine, Wurst, Käse und Marmelade eignen sich die köstlichen, vegetarischen Brotaufstriche, die auf Seite 90 beschrieben werden.

Getreide & Co. helfen beim Abnehmen

Insbesondere das Element Erde mit Milz und Magen wird durch eine wärmende Getreidemahlzeit am Morgen gestärkt.

Zu den Getreiden gehören Weizen, Roggen, Gerste, Hafer; Kammut und Dinkel sind Urformen des Weizens, Grünkern ist unreifer Dinkel. Amarant, Hirse, Reis, Mais und Buchweizen gehören anderen Pflanzenfamilien an, ihre Körner können aber ebenso verwendet werden wie die der genannten Getreidesorten.

Übrigens: »Vollkorn« bedeutet, dass das Mehl noch alle Bestandteile des ganzen Korns enthält. Das volle Korn kann auch fein gemahlen verwendet werden, Vollkornbrot muss also nicht dunkel und schwer sein und ganze Körner enthalten. Das vollständige Korn ist in seiner Zusammensetzung von Eiweiß, Fett, Kohlenhydraten und Mineralien eine einzigartige Mischung und hat einen hohen Heilwert. Wird das Korn geschält, gehen wertvolle Inhaltsstoffe der Randschichten des Korns wie Vitamine und Mineralstoffe verloren.

Die Stärkearten im Korn und in den Randschichten sind durch den darin enthaltenen Vitamin-B-Komplex (beispielsweise Vitamin B_1 = Thiamin) gut für die Nerven und fördern Konzentration und Gehirntätigkeit. Der hohe Gehalt an Kieselsäure stärkt das Bindegewebe und ist wichtig für den Aufbau von Haut, Nägeln und Haaren.

Da in einer Pflanze immer mehrere Substanzen zusammenwirken und sich gegenseitig verstärken, ist es günstiger, das volle Korn zu essen als Vitamin B oder Kieselsäure getrennt in Form von Präparaten einzunehmen.

Nach Getreidemahlzeiten fühlt man sich gesättigt, ohne sich voll zu fühlen. Durch die langsame Bereitstellung von Energie nach einem Getreidebrei steigt der Blutzuckerspiegel nur langsam an und sinkt auch wieder langsam ab, so dass das Sättigungsgefühl länger vorhält und es nicht zu einem Heißhungergefühl kommt.

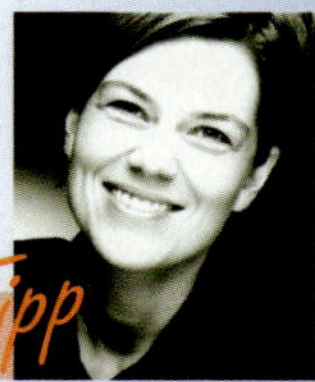

Mein Tipp

»Schützen Sie Ihre Lebensenergie durch regelmäßiges Frühstück! Das Einsparen von Kalorien am Morgen durch den Verzicht auf das Frühstück zahlt sich nicht aus.«

Tipp

Essen Sie Fleisch- und Fischmahlzeiten mittags, da hier die Verdauungskapazität am größten ist.

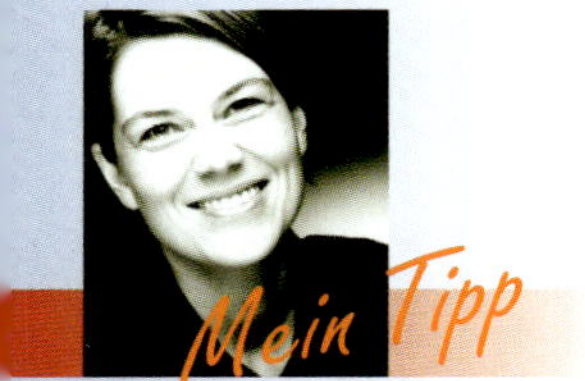

»Soßen können Sie auch mit gekochten Kartoffeln oder anderen Gemüsesorten andicken. Das ist leichter bekömmlich, unterstützt Ihre Mitte und hilft Ihnen, Gewicht zu reduzieren.«

Beim Mittagessen ist die Reihenfolge wichtig!

Am Anfang des Mittagessens sollten Sie immer das essen, was am schwersten verdaulich ist (beispielsweise Fleisch, Hülsenfrüchte), denn dadurch wird die Magensäure aktiviert, was dazu führt, dass im weiteren Verlauf auch genügend basische Verdauungssäfte aus Leber und Gallenblase freigesetzt werden. Wenn der Nahrungsbrei im Dünndarm jedoch nicht mit basischen Verdauungssäften vermischt wird, kommt es zur Übersäuerung und damit zu einer unvollständigen Verdauung.

Das Menü sollte immer mit etwas Leichtem abgeschlossen werden. Obwohl süßer Geschmack nach den Mahlzeiten wunderbar beruhigt und entspannt, eignen sich Süßspeisen nach den Mahlzeiten weder aus westlicher noch aus TCM-Sicht dazu, Gewicht zu reduzieren. In China wird eine Mahlzeit mit etwas Leichtem, gut Bekömmlichem abgeschlossen, zum Beispiel mit einer Suppe.

Oder gönnen Sie sich als »Nachspeise« einen bitteren Digestif, beispielsweise einen bitteren Kräuterlikör. Auch grüner Tee oder Espresso eignen sich aufgrund des bitteren Geschmacks besser, sind jedoch nur für Menschen ohne Magenprobleme zu empfehlen.

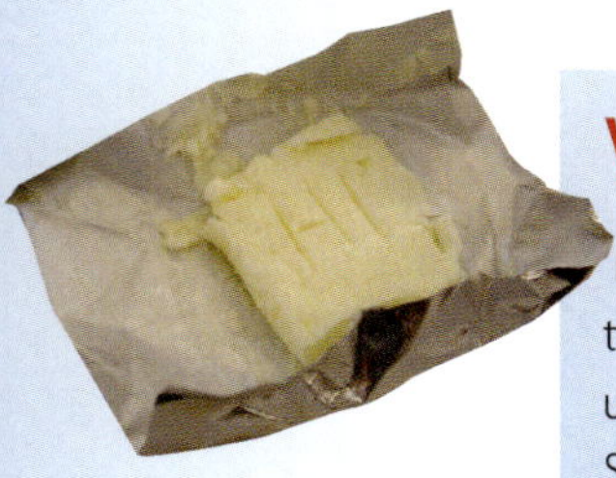

Welches Fett bei Übergewicht?

Insbesondere tierisches Fett (beispielsweise Butter und Butterschmalz) sollte bei Übergewicht sparsam verwendet werden. Zum Kochen eignen sich unraffinierte Öle und einfach ungesättigte Fette, beispielsweise Oliven- und Sesamöl. Palm- und Kokosnussöl können zum Braten bei hohen Temperaturen verwendet werden, denn sie sind sehr hitzestabil.

Auf Margarine sollten Sie wegen der darin enthaltenen hydrierten, gehärteten und raffinierten Fette verzichten, da diese zu Übergewicht beitragen.

Welche tierischen Produkte?

Eier und Milchprodukte wie Sahne, Butter, Eiscreme, fette Käse eignen sich aus Sicht der TCM nicht zur Gewichtsreduktion. Magere Käse können verwendet werden. Hier ist Schaf- oder Ziegenkäse bekömmlicher als Kuhmilchkäse, da die Milch von Schaf und Ziege energetisch wärmer ist.

Hochwertiges Fleisch, das von gesunden und natürlich aufgezogenen Tieren stammt, stärkt Gesundheit und Vitalität. Es sollte jedoch stets nur in kleinen Mengen verzehrt werden. Dabei sollten Sie weißes Fleisch bevorzugen: Grundsätzlich ist Fisch besser als Fleisch, aber auch Kalb- und Geflügelfleisch unterstützen die Mitte in der Energieumwandlung. Auf Schweinefleisch sollten Sie verzichten, denn es fördert Übergewicht, Trägheit und ein Gefühl der Schwere.

Früh am Abend ein leichtes Abendessen

Gegen Abend wird die Verdauungsfunktion schwächer, so dass Sie üppige Abendmahlzeiten vermeiden sollten. Ein leichtes Abendessen besteht zum Beispiel aus gekochtem Gemüse, kleinen Getreidegerichten oder Gemüsesuppen (Rezepte ab Seite 99). Gemüsesuppen eignen sich optimal zum Abbau von Fettreserven. Aber auch lang gekochte Fleisch- und Fischsuppen wirken tonisierend (=stärkend) und unterstützen die Mitte sowie Umwandlungsprozesse.

Die besten Erfolge bei der Gewichtsreduktion haben Sie, wenn Sie einige Wochen lang konsequent nach 19 Uhr nichts mehr essen! Zur Beruhigung und Entspannung können Sie dann warmen Tee trinken. Aber auch ein frisch gepresster Gemüsesaft sättigt und ist leicht bekömmlich: Durch die starke Zerkleinerung und die Entsaftung können die Bestandteile optimal vom Körper verwertet werden.

Essen Sie abends keinen Salat, kein Fleisch, keine Wurst, keinen Fisch und keine Milchprodukte mehr, da diese abends zu schwer verdaulich sind. Salate können abends nicht mehr vollständig verdaut werden und gären.

Tipp

Besonders am Abend ist eine warme Suppe sättigend und bekömmlich.

Diese Nahrungsmittel harmonisieren das Erdelement

Tipp

Lebensmittel, die das Erdelement stärken (= tonisieren), sind häufig von Natur aus süß und sehr oft von gelber, gelbgrüner oder oranger Farbe.

Die Nahrungsmittel, die in der folgenden Tabelle genannt werden, regen das Verdauungsfeuer an, stärken einen schwachen Stoffwechsel und sollten vom Erdelement-Typ zur Harmonisierung des Ungleichgewichts verwendet werden. Geeignete Gewürze (siehe Seite 67) helfen dabei, das eigene innere Gleichgewicht zu unterstützen.

So naturbelassen und frisch wie möglich!

Vor 30 Jahren waren Lebensmittel im Verhältnis zum monatlichen Einkommen wesentlich teurer als heute. Im Laufe der Jahrzehnte verringerten sich die Kosten für die Nahrung, jedoch sank auch deutlich ihre Qualität. Unsere Nahrung jedoch ist die Grundlage für unsere Lebensenergie und damit ein nicht zu unterschätzender Wert in unserem Leben.

Natürliche, biologische Lebensmittel kosten etwas mehr Geld, denn der Anbau von Gemüse und Obst, das nicht mit Spritz- und Düngemitteln behandelt wird, ist wesentlich zeit- und arbeitsaufwändiger, da Unkraut teilweise von Hand entfernt werden muss. Auch Tiere, die unter annährend natürlichen Lebensbedingungen und mit einem größeren Auslauf aufwachsen, benötigen mehr Platz, mehr Pflege und damit Zeit. So produzierte Lebensmittel beinhalten aber auch deutlich weniger Schädlingsbekämpfungsmittel, Düngemittel, Antibiotika und andere Umweltgifte. Dafür enthalten sie wesentlich mehr Vitalstoffe, sind geschmacksintensiver und haben aus TCM-Sicht mehr Qi.

Mit dem Kauf von natürlichen biologischen Lebensmitteln leisten Sie einen Beitrag zu weniger chemischer Belastung unserer Umwelt und einem respektvolleren Umgang mit anderen Lebewesen – und Sie haben deutlich weniger Chemie auf Ihrem Teller! Auch lange Transportwege sind der Frische und dem Vitalstoffgehalt von Gemüse und Obst nicht zuträglich: Kaufen Sie daher besser Gemüse, was gerade in der Jahreszeit in Ihrer Gegend geerntet wird.

Nahrungsmittel, die das Erdelement stärken

Gemüse	Getreide & Co.	Fleisch und Fisch	Hülsenfrüchte	Milchprodukte
Blumenkohl	Getreide grundsätzlich nur lange gekocht oder gebacken verwenden!	Fleisch nur in kleinen Mengen und lange gekocht verwenden!	Adzukibohnen (Asienläden)	**Grundsätzlich nur in kleinen Mengen!**
Bohnen	**Amarant**	Geeignet ist besonders weißes Fleisch:	**Kichererbsen**	**Schafskäse**
Champignons	**Buchweizen**	**Huhn**	**Linsen (rote und gelbe,** gekocht und püriert)	**Ziegenkäse**
Fenchel (das Grüne der Fenchelknolle mitverwerten)	**Basmatireis**	Kalb	Miso (fermentierte Sojapaste, Asienläden)	Jogurt, mit Wasser verdünnt
Kürbis, gebacken	**Dinkel**	**Pute**	Sojabohnen (in kleinen Mengen)	pikanter Hartkäse (in kleinen Mengen)
Karotten	**Haferflocken**	Rind (wenig)		
Kartoffeln in geringen Mengen	Langkornreis	Fleisch- und Hühnersuppe		
Kohlrabi	Mais (z. B. Polenta)	**Allgemein empfehlenswert sind alle Fischsorten mit weißem Fleisch**		
Maronen	Rundkornreis	Anchovis		
Merrettich	Roggen	Barsch		
Pastinaken		Forelle		
Petersilienwurzel		Garnelen		
Pilze		Hering		
Rettich		Hummer		
Rosenkohl		Karpfen		
Rote Bete		Languste		
Schwarzwurzel		Sardellen		
Sellerieknolle				
Spargel				
Steckrübe				
Süßkartoffel				
Zwiebeln				
bittere Salate, z. B. Chicorée, Radicchio, Endivie, Rucola				

fett gedruckt: besonders empfehlenswert

Gewürze und Kräuter für das Erdelement

Kochen Sie mit vielen aromatischen warmen und scharfen Kräutern und Gewürzen, denn nahezu alle Gewürze sind wärmend und unterstützen den Stoffwechsel. Welche besonders geeignet sind zeigt Ihnen die Aufstellung auf der folgenden Seite.

Die erwärmende Wirkung ist bereits nach kurzer Zeit zu spüren. Besonders die scharfen Gewürze unterstützen den Stoffwechsel. Kraftlosigkeit, Antriebsschwäche und Schweregefühl können Sie durch bitter-aromatische Gewürze ausgleichen.

Gewürze werden häufig mit ionisierenden Strahlen behandelt: Nach Untersuchungen von 100 Gewürzen des Bundesinstitut für gesundheitlichen Verbraucherschutz war jede 4. Probe bestrahlt. Achten Sie auf die entsprechende Kennzeichnung »bestrahlt« oder »mit ionisierenden Strahlen behandelt«. Kaufen Sie lieber unbestrahlte Gewürze (z. B. von Sonnentor oder Fuchs), da hier die heilkräftige Wirkung der Gewürze besser erhalten geblieben ist.

Weitere geeignete Gewürze für das Erdelement

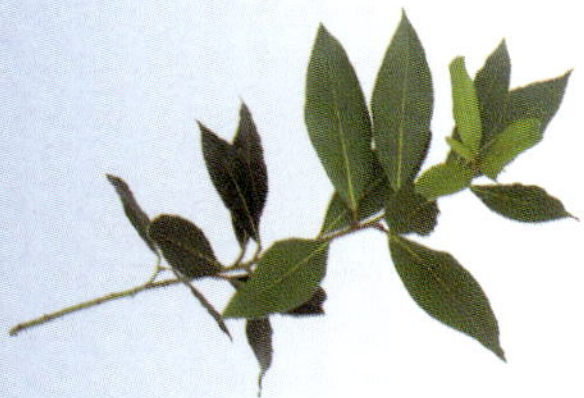

Anis, Basilikum, Bockshorn-Kleesamen, Currymischungen, Gewürznelke, Kardamom, Knoblauch, Koriander, Kümmel, Lorbeerblätter und -pulver, Majoran, Muskat, Sternanis, Vanille.

Die Zubereitung der Nahrung

- Besonders bei Kälte und Feuchtigkeitssymptomen unterstützen lang gekochte Nahrungsmittel die Funktion der Mitte, da warme gedünstete Speisen wesentlich bekömmlicher sind.
- Mit entsprechenden Gewürzen kann dieser Effekt noch verstärkt werden: Durch die Zugabe von Rosmarin, Lorbeer, Ingwer oder Wacholder werden alle Fleischmahlzeiten bekömmlicher.
- Lang gekochte Fleischsuppen und -brühen sorgen für ein Gefühl der Wärme und spenden wärmende Energie. Eventuelles Fett können Sie nach Erkalten der Suppen einfach abschöpfen.

Gewürze, die das Erdelement stärken

Gewürz	Wirkung
Chili	erhitzend, verteilt eine wärmende Energie im Körper
Bohnenkraut	erwärmt die Nieren
Fenchel	löst Blockaden des Leber-Qi und erwärmt sanft Milz und Magen
Galgant	beruhigt den Magen, unterstützt die Gewichtsreduktion
Ingwer	behandelt innere Kälte, fördert die Verdauung
Kurkuma	fördert den Fettstoffwechsel und die -verdauung, transformiert Feuchtigkeit und Schleim
Liebstöckel	kräftigt das Qi von Milz und Magen (Erde) und erwärmt
Meerrettich	erwärmt, löst Feuchtigkeit und Schleim und wärmt
Schwarzer Pfeffer	stärkt das Verdauungsfeuer und erwärmt
Rosmarin	erwärmt den Körper und fördert die Fettverdauung und stärkt das Yang der Milz
Thymian	kräftigt Milz und Magen (Erde)
Wacholder	erwärmt die Nieren und stützt das Nieren-Yang
Zimt	wärmendes Tonikum für die Nieren

- Langes Schmoren und Kochen mit Zugabe von kleinen Mengen Alkohol wie Rotwein unterstützt die wohltuende erwärmende Wirkung.
- Durch Zerkleinerung wird die Umwandlung in Energie (Qi) unterstützt. Daher sind aus Sicht der chinesischen Medizin Gemüsesäfte wesentlich verträglicher als unzerkleinerte Rohkost, da die Bestandteile durch die starke Zerkleinerung wesentlich bekömmlicher werden.

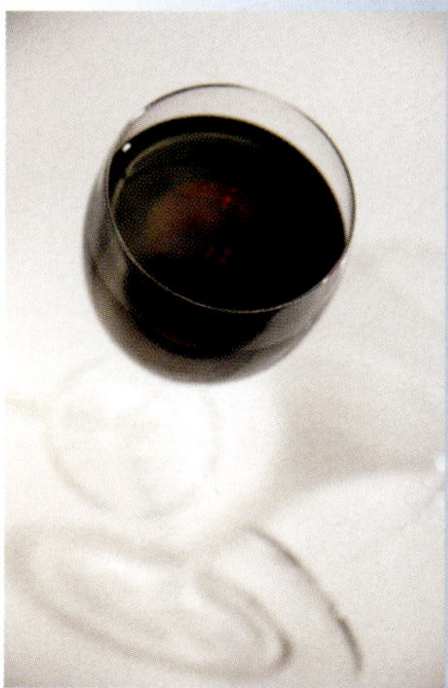

- Dämpfen oder Backen neutralisiert die kühlende Wirkung vieler Obst- und Gemüsesorten, da durch den Kochvorgang wärmende Energie (Yang) zugeführt wird.
- Getreide & Co. (siehe Seite 61) sind zerkleinert (als Flocken, Grieß und Mehl) leichter verdaulich.
- Das volle Korn enthält viele Nährstoffe, die besser vom Körper aufgenommen werden können, wenn das Getreide vorher gekocht wird.
- Wenn die Körner vor dem Kochen in einer Pfanne geröstet werden, wirken sie noch wesentlich erwärmender.
- Süße Speisen können mit wärmenden Gewürzen ausgeglichen werden. Zimt und echte Vanille sorgen für eine bessere Bekömmlichkeit. Ein Rezept für eine Gewürzmischung, die für Süßspeisen geeignet ist, finden Sie auf Seite 140.

Geeignete Getränke für das Erdelement

Tipp

Eiskalte Getränke und Speisen schwächen das Erdelement. Auf Eiswürfel sollten Sie deshalb verzichten.

Das regelmäßige Trinken von heißem Wasser ist generell eine wirksame Unterstützung bei der Gewichtsabnahme: Der Magen wird beruhigt, eventuelle Hungergefühle zwischen den Mahlzeiten gelindert, Unruhe, Gereiztheit sowie Magen- und Darmstörungen verschwinden. Dazu lassen Sie reines Wasser (kein chloriertes Wasser!) 10–15 Minuten kochen und füllen es dann in eine Thermoskanne. In den heißen Sommermonaten kann das Wasser auch ausnahmsweise Zimmertemperatur haben.

Als Zusätze sind geeignet: Lapacho-Tee (löst Feuchtigkeit und Schleim), Fencheltee, gemischter Fenchel-Anis-Tee, Gewürz-Chai (= Schwarztee mit wärmenden Gewürzen), Yogi-Tee, Thymiantee, Ingwertee, Getreidekaffee sowie Gerstenmalzkaffee.

In der chinesischen Ernährungslehre ist ein Glas Wein oder Bier nicht verboten: Rotwein wirkt wesentlich erwärmender als Weißwein und ist für Menschen mit Kälteempfinden besonders wohltuend.

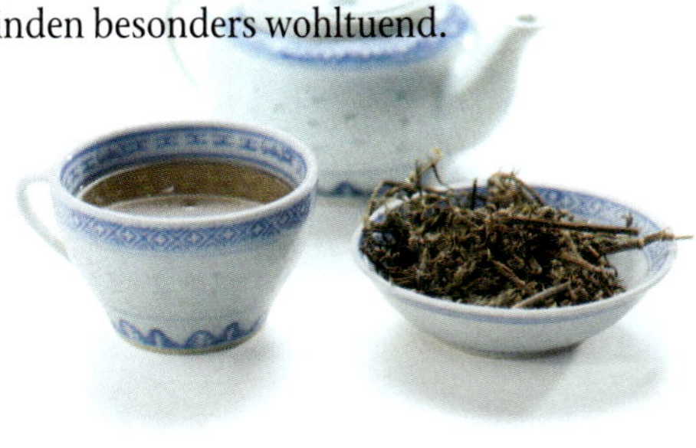

So stellen Sie Ingwertee her

Ingwer eignet sich hervorragend zur Unterstützung der Gewichtsabnahme sowie auch bei beginnender Erkältung: Ein 2–3 cm großes Stück einer Ingwerwurzel schälen und in feine Scheiben schneiden. Diese in einem Kochtopf mit 200 ml heißem Wasser überbrühen und 5 Minuten köcheln lassen (dadurch wird der Tee noch intensiver = schärfer). Danach ca. 10 Minuten ziehen lassen. Falls Sie gerade keinen frischen Ingwer zur Verfügung haben, können Sie ersatzweise auch $^1/_2$ Teelöffel getrocknetes Ingwerpulver nehmen.

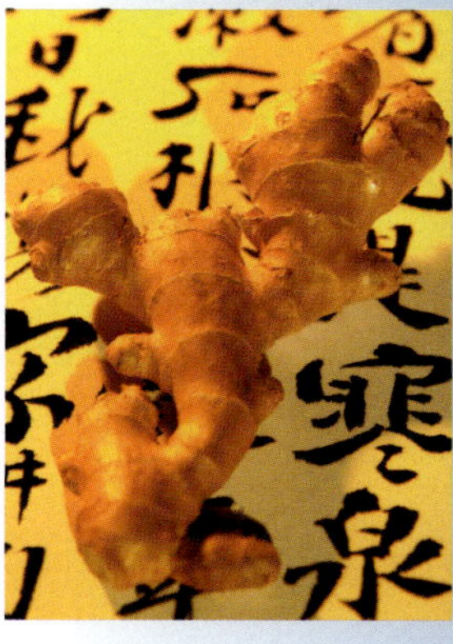

Diese Lebensmittel sollten Sie meiden

- Rohe, ungekochte Lebensmittel wie Rohkost und Salate sind bei einem schwachen Erdelement nur in geringen Mengen verträglich. Rohkost und Salate sind sorgfältig gekaut lediglich als mittägliche Beilage empfehlenswert – hier unterstützen insbesondere bittere Salate die Verdauungsfunktion. Abends sollten Sie davon jedoch nichts mehr essen, da die Funktion von Milz und Magen jetzt schwächer ist, die Verweildauer von Blattsalaten im Magen ca. 4 Stunden beträgt und es dadurch häufig zu Verdauungsblockaden kommt.
- Energetisch abkühlende Lebensmittel wie Ananas, Kiwi, Mango, Banane, Kokosnuss und Papaya sowie Orangen und Zitronen wirken kühlend und befeuchtend. Bei Bewohnern kälterer Klimazonen führen sie zu einer Ansammlung von Feuchtigkeit im Körper, schwächen die Umwandlung von Nahrung in Energie (Qi) und beeinträchtigen die Verdauungsfunktion, so dass Übergewicht Vorschub geleistet wird. Sie sind insbesondere für Frauen ungeeignet, die ständig unter kalten Füßen und Händen leiden.

  Eine Ausnahme bildet lediglich die Schale von unbehandelten Zitronen: Sie ist sehr aromatisch und unterstützt aufgrund der enthaltenen Bitterstoffe die Verdauung.

Tipp

Bittere Salate unterstützen die Verdauungsfunktion und eignen sich daher gut als Beilage zum Mittagessen.

- Zucker, Süßstoffe sowie Getränke mit Zucker beziehungsweise Süßstoffen: Nach der Aufnahme dieser Stoffe steigt der Blutzuckerspiegel rasant an, um danach durch die Stimulation der Insulinproduktion wieder ebenso rasant abzufallen, was zu einem Heißhungergefühl führt.
- Verzichten Sie auch auf alle gesüßten und kohlensäurehaltigen Getränke. Diese kühlen und behindern die gesunden Stoffwechselvorgänge.
- Alle fetten Fleisch- und Fischsorten, insbesondere auch Schweinefleisch, fördern ein Gefühl der Schwere und eignen sich deshalb nicht zur Gewichtsabnahme. Sie erzeugen Trägheit und Lethargie.
- Weizenbrot mit Hefe (= Weißbrot) sollte bei Kälteempfindungen für mehrere Wochen gemieden oder mit wärmenden Lebensmitteln ergänzt werden. Brotsorten, die ausgleichend wirken, sind solche aus fein gemahlenem Dinkel, Hafer, Mais und Hirse.

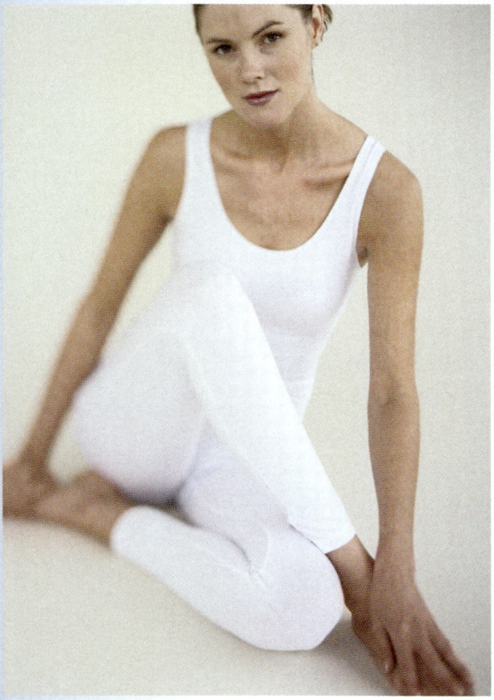

Was Sie sonst noch tun können

- Jede körperliche Betätigung stärkt das Milz-Qi, denn sie regt das innere Feuer an, bringt das Qi des Körpers in Bewegung, löst Stauungen und erwärmt.
- Mit Yoga oder Qi gong lernen Sie zu entspannen sowie emotional und körperlich für sich selbst zu sorgen. Sie lernen (wieder) Aufmerksamkeit für Ihre Bedürfnisse und Anliegen.
- Besonders die Freude am Kochen und am Essen wirkt auf den Erdelement-Typ ausgleichend (siehe auch Seite 83).
- Langsam und bewusst zu essen, sich Zeit nehmen für die Mahlzeiten und frische Lebensmittel mit guter Qualität zu verarbeiten sind wichtige Schritte zu mehr Zufriedenheit und eigener Wertschätzung.

Bei Kälteempfinden: Halten Sie sich warm!

Die Ursache für das Kälteempfinden kann einerseits in äußeren klimatischen Bedingungen liegen: Viele Menschen in klimatisch sehr feuchten und kalten Regionen haben diese Form des Übergewichtes. Andererseits können auch körperliche und geistige Überanstrengung, mangelnde Bewegung sowie ständige Diäten ein ständiges Kältegefühl verursachen.

Ein Mangel an Wärme bedeutet einen Mangel an Yang und Aktivität. Um das Yang zu stützen muss innerlich, aber auch äußerlich Wärme zugeführt werden. Für die innere Wärme steht die Auswahl energetisch wärmender Lebensmittel im Vordergrund. Aber auch von außen zugeführte Wärme, besonders im Nierenbereich, ist heilsam: Warme Kleidung, Wärmepackungen, Fußbäder, Einreibungen mit wärmenden Salben oder ein heißes Bad stützen das Yang von Milz und Nieren.

Wie der Holzelement-Typ abnehmen kann

Typisch: Anspannung, Reizbarkeit, Stauungsgefühle

Die Leber (Element Holz) hilft der Milz bei der Umwandlung der Nahrung in Energie und ist für die Verteilung des Qi im Körper verantwortlich.

> Schießt der Schütze den Pfeil ab, ohne auch nur einen Gedanken an den Gewinn zu verschwenden, ist er Meister all seiner Fähigkeiten. Geht es auch nur um eine billige Messingmedaille, ist er bereits nervös. Der Preis spaltet seinen Geist. Er bemüht sich. Er denkt mehr an das Gewinnen als an das Schießen – und er beraubt sich des Kerns seiner Kraft
>
> Chuang Tse, Chinesischer Zen-Meister (369–286 v. Chr.)

Emotionale Spannungen beeinträchtigt den freien Fluss der Leberenergie, so dass die Verdauung geschwächt wird. Eine Blockade der Leber führt zur Disharmonie zwischen Holz und Erde.

Das blockierte Leber-Qi ist wie ein angespannter Bogen. Diese Spannung führt zu Reizbarkeit und einer inneren Hitze. Um die Stauung aufzulösen, gilt es, wie beim Bogenschießen, das Ziel anzuvisieren, den Bogen zu spannen, Ruhe und Konzentration zu finden, ohne sich um das Gelingen zu sorgen – und den Pfeil loszulassen. Wenn zu viel Aufmerksamkeit »im Gewinnen wollen« steckt, kann eine Tätigkeit nicht mit voller Aufmerksamkeit und Konzentration ausgeführt werden. Durch einen verkrampften Willen zum Sieg wird viel Energie verschwendet, um einen guten Eindruck zu machen.

Durch eine entspannte und positive Lebenseinstellung kann der Fluss des Qi gefördert werden. Ein gesunder Wechsel zwischen Anspannung und Entspannung führen zum freien Fluss der Lebensenergie. Auf der körperlichen Ebene bedeutet dies einen Ausgleich zwischen körperlicher Betätigung und Entspannung. Auf der emotionalen Ebene bedeutet es Flexibilität, Leichtigkeit und Zielorientiertheit.

Die meisten Ernährungs- und Zubereitungsempfehlungen, die für das Erdelement gegeben wurden, gelten auch für das Holzelement. Auf einige Besonderheiten, die das Holzelement speziell berücksichtigen sollte, wird hingewiesen.

Weitere Anzeichen einer Schwäche des Holzelementes

- Häufig macht sich eine Blockade der Leberenergie in einem Kloßgefühl bemerkbar – ein Gefühl, das die Chinesen als Pflaumenkerngefühl bezeichnen, und das häufig in Konfliktsituation auftritt.
- Typisch sind auch Spannungsgefühle im Brustkorb, innere Reizbarkeit, plötzliche Wutausbrüche infolge innerer Anspannung, Frustrationsgefühle und Unruhezustände. Wenn Energien nicht im Fluss sind, streben sie nach Ausdruck und können so nur noch unkontrolliert entladen werden.
- Bei Frauen kommt es häufig zu Beschwerden vor der Periode, Spannungsgefühle in den Brüsten und Gereiztheit.
- Oft treten auch Heißhungergefühle, häufiges Seufzen, Aufstoßen und Übelkeit nach dem Essen auf.
- Der Stuhl ist abwechselnd weich und hart und es kommt zu Blähungen.

Info

Zeichen einer gesunden Holzenergie sind Spontaneität, Lebensfreude und natürliche Durchsetzungskraft.

Typisch: Magenprobleme

Eine durch zu hohe innere Anspannung verursachte gestaute hitzige Leberenergie kann zu Magenbeschwerden führen. Aber auch durch starken äußeren Druck mit innerer Anspannung, geistiger und körperlicher Überanstrengung sowie Schlafmangel kommt es zur Disharmonie zwischen Leberenergie und Magen. Die Hitze im Magen verbrennt die Säfte, daher besteht häufig starker Durst, Verstopfung, Völlegefühl, Schmerz in der Magengrube, Nüchternschmerz und Mundtrockenheit. Vielfach werden auch die Schleimhäute des Magens angegriffen, was nach Jahren zu Magengeschwüren führen kann.

Zu viele erhitzende Nahrungsmittel, austrocknende Genussmittel wie Kaffee, Alkohol, scharf angebratene, stark gewürzte Nahrung sowie große Mengen rotes Fleisch verstärken das Ungleichgewicht.

Ernährung zur Entspannung des Holzelementes

- Wie bei einem geschlossenen Dampfkochtopf kann bei einer Leberstauung der Energiefluss nicht nach außen gelangen. Aus diesem Grund sind auch alle stark erhitzenden Nahrungsmittel ungünstig, da hierbei weitere hitzige Energie zugeführt würde.
- Ein warmes Getreidefrühstück (Rezepte siehe Seite 105) stärkt sowohl das Holz- als auch das Erdelement.
- Bitterstoffe aktivieren die Verdauungsenzyme: Gedünstete Gemüse wie Chicorée, Radicchio, Endivie oder Löwenzahn mit Kartoffelpüree oder Reis lösen Energieblockaden.
- Die genannten Sorten können auch in kleinen Mengen als Salat gegessen werden. Um den Salat anzumachen, sollten Sie Zitrone verwenden, denn sie wirkt nur wenig erhitzend und sollte daher Branntweinessig vorgezogen werden.
- Alles, das mit viel Wasser gekocht wurde, kühlt das Magenfeuer und beruhigt den Magen.
- Günstig sind beispielsweise alle gekochten Getreidearten, besonders Gerste, aber auch Langkornreis und Buchweizen.
- Gekochte Gemüse, vor allem Aubergine, Blumenkohl, Chinakohl, Kartoffeln, Karotten, Zucchini, Tomaten und Spinat beruhigen das Holzelement.
- Ein frischer Birnensaft sowie geriebener Apfel und Kompott wirken ebenfalls beruhigend.
- Aufgrund der kühlenden Wirkung sind kleinere Mengen an erfrischenden sauren Milchprodukten erlaubt.
- Um einer Leber-Qi-Blockade vorzubeugen sollten die Abendmahlzeiten leicht und fettarm sein (Rezepte siehe Seite 114).
- Frischgepresste Gemüsesäfte, beispielsweise Apfel-Sellerie-Möhrensaft mit einem kleinen Löffel Sauerrahm oder Öl, beruhigen den Magen. Solch ein Saft kann eine üppigere Abendmahlzeit ersetzen, denn er sättigt, beruhigt und unterstützt die Gewichtsreduktion.

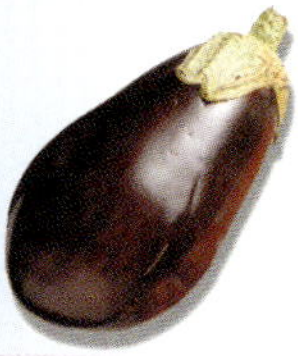

Tipp

Eine Gemüsepfanne mit ausreichend Flüssigkeit, nicht zu scharf angebraten, befreit gestaute Holzenergie. Ebenso Aufläufe mit Auberginen, Zucchini und Spinat, gewürzt mit Oregano oder Thymian.

Nahrungsmittel, die das Holzelement harmonisieren

Gemüse	Getreide & Co.	Fleisch und Fisch	Hülsenfrüchte	Milchprodukte
Artischocke	Amarant	Grundsätzlich nicht scharf anbraten oder grillen, besser kochen beziehungsweise als Suppe zubereiten!	Adzukibohnen (Asienläden)	Grundsätzlich in kleinen Mengen!
Aubergine	**Basmatireis**	Huhn	Kichererbsen	Dickmilch
Blumenkohl	Buchweizen	Kalbsleber	Linsen (rote und gelbe)	Schafkäse
Bohnen	**Dinkel**	Kaninchen	Mungbohnen	Ziegenkäse
Brennnessel	**Gerste**	Pute	Sojabohnen und Sojaprodukte in kleinen Mengen	Jogurt, mit Wasser verdünnt
Brokkoli	Grünkern	Rinderleber	Tofu	
Champignons	Hirse	Rindfleisch (kleine Mengen)		
Chinakohl	Mais (Polenta)			
Kohlrabi	Langkornreis	Austern		
Karotten	Rundkornreis	Barsch		
Kartoffeln		Miesmuscheln		
Löwenzahnblätter		Sardelle		
Mangold		Tintenfisch		
Rhabarber				
Sauerkraut				
Schwarzwurzel				
Spinat				
Sprossen				
Stangensellerie				
Tomaten (gedünstet)				
Zucchini				
bittere Salate, z. B. Chicorée, Endivie, Radicchio, Rucola				

fett gedruckt: besonders empfehlenswert

Gewürze und Kräuter für das Holzelement

- Gewürze sollten grundsätzlich nicht mit angebraten werden!
- Alle Gewürze der mediterranen Küche, beispielsweise Basilikum, Thymian und Oregano sind günstig.
- Aromatisch-bittere Kräuter, beispielsweise Petersilie, Safran, Majoran, Dill, Rosmarin, Pfeffer (in kleinen Mengen), Orangenschale und Koriander lösen die Stauung der Leberenergie (Holz) und stärken die Milz (Erde).

Geeignete Getränke für das Holzelement

Tipp

Kaffee, schwarzer und grüner Tee sollte nur in kleinen Mengen getrunken werden.

- Heißes oder warmes Wasser ist wie beim Erdelement-Typ das optimale Getränk und sollte so oft wir möglich schluckweise getrunken werden.
- Für Abwechslung sorgen Lavendeltee (beruhigt inneres Feuer und löst Leber-Qi-Stauung), Ingwertee (siehe Seite 69), Pfefferminztee (beruhigt das Leber-Qi und stärkt den Magen), Eisenkrauttee (bitter), Süßholztee (beruhigt den Magen), Scharfgarben- und Maisbarttee (lösen gestaute Energien und stärken das Erdelement). Auch eine Teemischung aus Lavendel, Pfefferminze, Eisenkraut, Süßholz und Scharfgarbe wirkt günstig und schmeckt angenehm.
- Alkohol nur in geringen Mengen: Alkohol löst zwar kurzfristig die Blockade des Leber-Qi. Am nächsten Morgen tritt die Symptomatik jedoch verstärkt wieder auf.

Diese Lebensmittel sollten Sie meiden

- Stark gewürzte Nahrung. Diese ist (im Gegensatz zum Erdelement-Typ) für den Holzelement-Typ ungünstig: Zwar wird hierbei die Leber-Qi-Blockade kurzfristig gelöst, danach verstärkt sich jedoch das Ungleichgewicht wieder.
- Rohe Zwiebeln und Knoblauch

Gewürze, die das Holzelement harmonisieren

Gewürz	Wirkung
Basilikum	besänftigt blockierte Leberenergie und beruhigt den Magen
Bockshornklee	bewegt das Leber-Qi
Fenchel	löst Blockaden des Leber-Qi und erwärmt sanft Milz und Magen
Gewürznelken	beruhigen die Magenschleimhaut, unterstützen Milz und Magen
Galgant	beruhigt den Magen, unterstützt die Gewichtsreduktion
Thymian	kräftigt Milz und Magen
Ingwer	kräftigt Milz und Magen und fördert die Verdauung
Kardamom	stärkt den Magen und leitet Feuchtigkeit aus dem Körper
Koriander	kühlt Hitze, löst Stauungen und bewegt das Qi
Kresse	belebt das Qi von Leber und Gallenblase
Kreuzkümmel	kühlt das Magenfeuer und gleicht Hitze aus
Kümmel	bewegt gestautes Leber-Qi und kräftigt Milz und Magen
Kurkuma	bewegt das Leber-Qi und fördert die Fettverdauung
Liebstöckel	frisch oder getrocknet, löst blockierte Leberenergie
Lorbeerblätter	verdauungsfördernd, bewegen das Leber-Qi und stärken das Milz-Qi
Oregano	löst gestaute Leberenergie, fördert Verdauung und Stoffwechsel
Safran	kräftigt das Milz-Qi

- Extrem scharfe, heiße Gewürze wie Chili, Meerrettich, Senf und scharfe Paprika
- Fettig Gebratenes, Frittiertes, Öliges, Geräuchertes
- Trocken geröstete Lebensmittel (Erdnüsse) und Gegrilltes

- Scharf (dunkel) angebratene Lebensmittel (Fleisch, Wurst usw.)
- Sehr salzige Lebensmittel
- Schokolade
- Scharf gewürzte Chips

Was Sie sonst noch tun können

- Versuchen Sie, Ihre Wünsche, Ziele und Bedürfnisse angemessen auszudrücken.
- Sagen Sie, was Sie wütend macht.

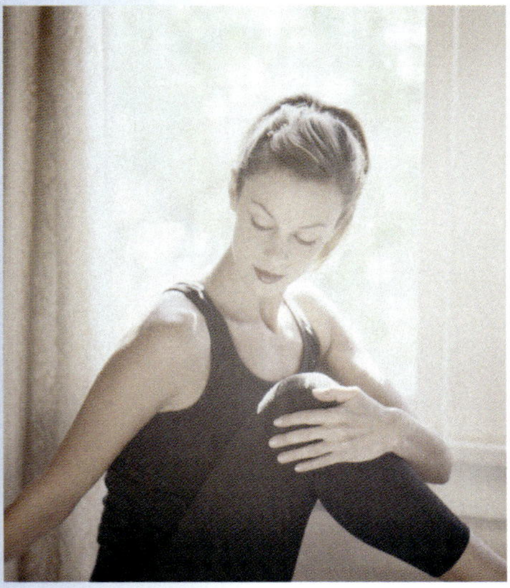

- Bleiben Sie mit der Aufmerksamkeit bei sich selber, so dass es nicht zu Stauungen kommt.
- Jeder freie Ausdruck Ihrer Persönlichkeit führt zum Fließen der Energie/Qi. Dieser Ausdruck kann im Singen, Sprechen, Spielen, Schreiben, Malen, Tanzen, handwerklichen Arbeiten, Kochen und vielen anderen Tätigkeiten bestehen.
- Körperliche Bewegung führt zu Entspannung und Gewichtsabnahme. Aus Sicht der chinesischen Medizin ist es vor allem entscheidend, dass alle Tätigkeiten *ohne Druck* ausgeführt werden. Sportliche Betätigungen, die mit Spaß und Freude ausgeführt werden, Dehnungsübungen wie Yoga oder Qi gong mit fließenden Bewegungen entlasten ein gestautes Leber-Qi.

Druck, lass nach!

Das Organ Leber, das dem Element Holz zugeordnet ist, hasst jeglichen Druck. Alle Tätigkeiten, die mit Leichtigkeit, ohne Zielvorgaben und Beschränkungen ausgeführt werden, sind eine Erholung für die gestaute Leber. Alle Tätigkeiten sollten zu einer inneren Zufriedenheit beitragen.

Nehmen Sie Ihre (Ess-)Gewohnheiten unter die Lupe!

Um Übergewicht dauerhaft zu reduzieren ist nicht nur eine Ernährungsumstellung notwendig. Vor allem das Erkennen Ihrer Essgewohnheiten ist der Schlüssel zum Erfolg. Die Veränderung lebenslanger Essgewohnheiten stellt für die meisten Menschen eine Herausforderung dar.

Neue Wege gehen:
Wer immer nur das tut,
was er schon kann,
wird auch immer das
bleiben, was er schon ist

Autor unbekannt

Seien Sie gut mit sich!

Um Ihre Einstellungen und Gewohnheiten zu erkennen, sollten Sie einen genauen Blick auf Ihre Eigenarten werfen, beispielsweise beim Essen. Dabei ist es sehr wichtig, dass Sie sich und Ihre Gewohnheiten mit Wohlwollen betrachten. Denn hinter jedem Verhalten – sei es auch noch so lästig und unangenehm – steht eine positive Absicht, auch wenn diese zunächst nicht zu erkennen ist: Wenn Sie häufig im Stehen essen, könnte sich dahinter beispielsweise die gute Absicht verbergen, Zeit zu sparen.

Ändern Sie nach und nach Ihre Gewohnheiten und versuchen Sie nicht, alles auf einmal zu verändern. Loben Sie sich für jeden kleinen Schritt in die richtige Richtung. Eine kleine Änderung Ihrer Gewohnheiten schafft bereits eine andere Basis, so dass dann weitere Veränderungen möglich werden.

Wichtig ist, dass Sie diese kleinen Schritte mit einer gewissen Regelmäßigkeit gehen sowie Verständnis und Gefühl für den eigenen Körper gewinnen. Nur wenn Sie Ihre eigene Bedürfnisse mit einbeziehen, kann eine langfristige Ernährungsumstellung und Gewichtsreduktion erfolgen.

Fragen, die Sie sich stellen sollten

Essen Sie aus Frust?

Viele Menschen essen zur Beruhigung oder aus Frustration. Denn wenn ich schon meine kleinen und großen Bedürfnisse und Ziele nicht erreichen kann, schenkt ein Stück Kuchen wenigsten etwas Trost und Belohnung. Auch wenn man vor Wut fast platzen könnte, weil man sich vielleicht beruflich oder privat geärgert hat, kann Essen beruhigen und den Zorn besänftigen. Aber das Unterbewusstsein hat keinen wirklichen Genuss verbucht und meldet nach kurzer Zeit erneut den dringenden Wunsch nach Essen an. Auf diese Weise wird man nie satt. Am Ende steht die Frage: Was habe ich eigentlich gegessen?

Tipp

Entspannen Sie sich und hören Sie in sich hinein – so kommen Sie Ihren wahren Bedürfnissen auf die Spur.

Dient Ihnen Essen als Ersatz für andere Bedürfnisse?

Wenn Sie nach einem langen arbeitsreichen Tag gestresst nach Hause kommen, sollten Sie sich fragen, ob eine sahnige Eiscreme und ein belegtes Brötchen Ihnen nun tatsächlich hilft. Hören Sie kurz in sich hinein – steht Ihnen der Sinn vielleicht mehr nach sportlicher Betätigung an der frischen Luft, nach einem warmen, behaglichen Bad oder einer Tasse Tee mit einem interessanten Buch?

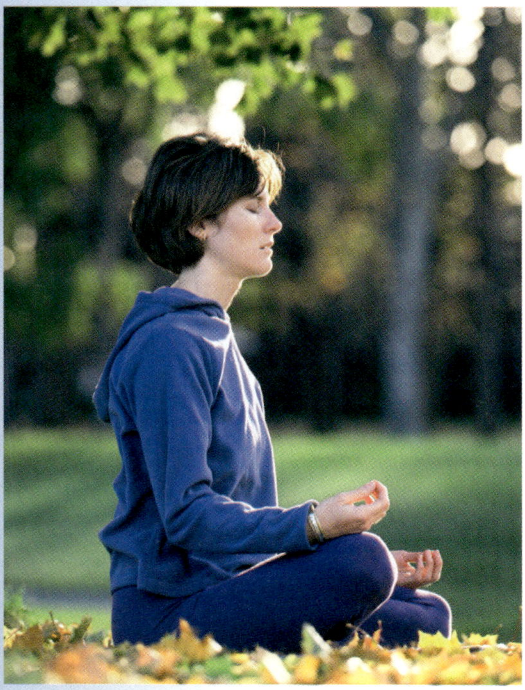

Lernen Sie (wieder), in sich hineinzuhören und für sich selbst zu sorgen. Der Gewinn ist innere Zufriedenheit und ein Wunschgewicht, das ohne Kampf erreicht wird.

Mit besseren Essgewohnheiten zu mehr Lebensqualität

Essen Sie in Ruhe und mit einer positiven Einstellung

Die Einstellung, mit der Nahrungsmittel zubereitet und gegessen werden, hat einen wichtigen Einfluss auf das Element Erde. Ungenügend gekaute Nahrung oder ein schlechtes Gewissen bei der Nahrungsaufnahme fördern ein unzufriedenes Gefühl, das häufig dazu führt, dass größere Nahrungsmengen gegessen werden. Besonders hastiges Essen führt häufig zu Gewichtsproblemen, zu einem Gefühl des »Nicht-gut-versorgt-Seins« und zu Unzufriedenheit.

Um die Verdauungsfunktion zu unterstützen, sollten Sie langsam essen und Ihre Aufmerksamkeit voll und ganz auf die Nahrungsaufnahme richten. Die Aufmerksamkeit, mit der Sie Ihre Nahrung aufnehmen, führt zu mehr Respekt vor dem Essen – und vor sich selbst.

Bis bewusstes Essen, Schmecken und sorgfältiges Kauen zur regelmäßigen Gewohnheit werden, bedarf es einer gewissen Übung – haben Sie Geduld mit sich!

Beim Essen nehmen wir nicht nur die Nahrung selbst, sondern auch unser Umfeld und die Atmosphäre auf. Eine angenehme Stimmung, ein Sitzplatz, auf dem Sie sich wohl fühlen, eine freundliche und liebevolle Gestaltung des Umfelds zeigt die Achtung vor der eigenen Person. Anstrengende familiäre Diskussionen sollten Sie auf die Zeit nach dem Essen verschieben.

Seien Sie anspruchsvoll!

Essen Sie wie ein König oder eine Königin: Essen Sie nur das, was Ihnen schmeckt, Ihnen gut bekommt und Ihrem eigenem Typ entspricht. Mit dieser sehr wählerischen und anspruchsvollen Haltung fällt automatisch alles das weg, was nicht bekömmlich und Ihrem Gewicht nicht zuträglich ist. Diese Haltung hilft, eine ungesunde »Ich-esse-alles«-Mentalität zu ändern.

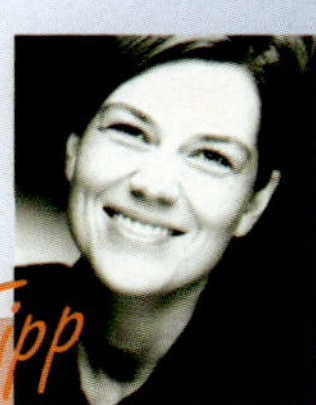

Mein Tipp

»Essen Sie wie ein König oder eine Königin und seien Sie anspruchsvoll – übrigens nicht nur beim Essen ...«

Lassen Sie sich nicht beirren

Die Ratschläge anderer Menschen hindern uns oft daran, mit der Weisheit unseres eigenen Körpers in Kontakt zu bleiben. Wie eine moderne Diät auszusehen hat, haben wir alle schon in ausreichendem Maß durch die Medien erfahren. Lassen Sie sich nicht von Werbebotschaften verunsichern, die schnelle Erfolge versprechen – womöglich mithilfe von Verzicht und Einschränkung. Machen Sie Ihre eigenen Erfahrungen und entscheiden Sie dann, ob etwas für Sie gut ist oder nicht.

Spüren Sie das natürliche Gefühl der Sättigung

Das natürliche Gefühl, das einem anzeigt, wann man satt ist, hat jeder Mensch. Viele Menschen überhören jedoch dieses innere Signal. Wenn Sie lernen, wieder genau auf Ihren Körper zu hören, werden Sie wieder spüren, welche Speisen Sie in welcher Menge benötigen. Solange Sie das Sättigungsgefühl noch nicht deutlich wahrnehmen, beenden Sie das Essen einfach dann, wenn Sie sich zu $^2/_3$ satt fühlen.

Hören Sie in sich hinein

Wenn Sie den Wunsch haben, etwas zu essen, jedoch noch nicht genau wissen, was Sie möchten: Halten Sie einen Moment inne und lernen Sie zu spüren, welches Nahrungsmittel Sie zufriedenstellen würde.

Essen Sie nicht, wenn Sie verärgert, irritiert oder besorgt sind. Setzen Sie sich hin, nehmen Sie sich die Zeit, um sich Ihre Gefühle bewusst zu machen. Sie werden bestimmt nicht alle Probleme sofort lösen können, aber entscheiden Sie bewusst, *wann* Sie sich wieder mit diesen Gedanken beschäftigen wollen – um sie dann loszulassen.

Verbieten Sie sich nichts

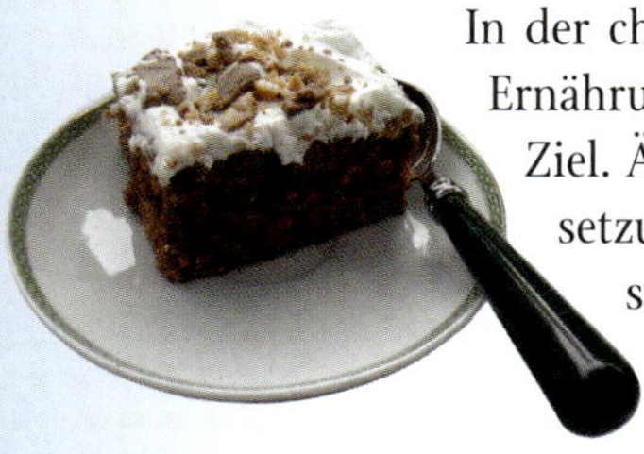

In der chinesischen Philosophie und der TCM mit der 5-Elemente-Ernährung ist heitere Gelassenheit und Leichtigkeit ein wichtiges Ziel. Äußerer Zwang und starre Regeln eignen sich nicht zur Umsetzung dieser Ernährungslehre. Je mehr Sie sich verbieten, umso schneller sind Sie frustriert, wenn sie sich mal etwas Kalorienreiches gönnen. Bleiben Sie entspannt: Gönnen Sie sich ab und zu bewusst eine Kalorienbombe – und genießen Sie sie!

Kochen Sie selbst – der Schlüssel zu mehr Genuss und weniger Gewicht

Wenn Sie sich die Muße gönnen, Mahlzeiten selbst zuzubereiten und zu genießen, verändern Sie damit auch Ihre Einstellung zu sich selbst. Aber wie setzt man das im Alltag um?

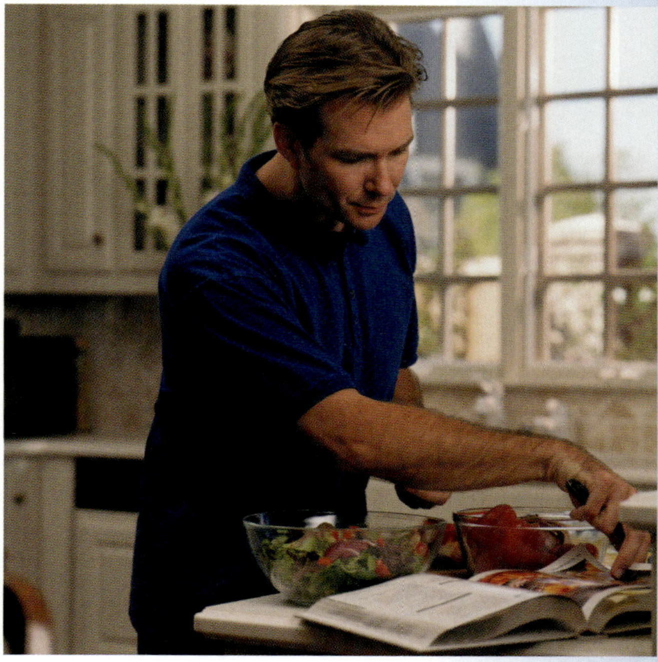

Durch Kochen Abstand vom Alltagsstress

Die Zubereitung einer Mahlzeit bedeutet für viele erst einmal lästige Arbeit. Aber gerade für stark beschäftigte und gehetzte Menschen kann Kochen ein kreativer Ausgleich sein, um von der stressigen kopflastigen Arbeit zu einem inneren Gleichgewicht zu kommen. Die Kommunikation und das Miteinander mit denen, für die Sie kochen, oder mit dem, der mitkocht, sind dabei ebenso wichtig wie das Kochen selbst. Nervosität und Hektik vergehen in der Entspannung. Dann ist Kochen auch keine Arbeit mehr, sondern bedeutet Kreativität und gibt Lebensfreude.

Bevor Sie mit dem Kochen beginnen machen Sie bewusst eine kleine Pause nach der stressigen Arbeit. Falls Ihr Hunger zu groß ist, können Sie eine Kleinigkeit vorher essen oder trinken: geeignet sind Trockenfrüchte, Reiswaffeln, Gemüsesäfte, aber auch eine Tasse heißes Wasser oder Ingwertee; ungeeignet, weil das Verdauungsfeuer kühlend, ist rohes Obst (Apfel, Banane) sowie Jogurt.

Überfordern Sie sich nicht durch hohe Ansprüche, sondern beginnen Sie mit einfachen Gerichten.

Info

Einer zu hungrigen Köchin oder einem zu ungeduldigen Koch fehlt die innere Ausgeglichenheit, um ein bekömmliches Mahl herzustellen.

Denken Sie beim Kochen an die Stärkung ihrer eigenen Konstitution. Nehmen Sie auch eine positive Haltung gegenüber denen ein, für die Sie kochen. Die Sorgfalt und die liebevolle Aufmerksamkeit der Köchin oder des Kochs erhöht die Bekömmlichkeit der Nahrung.

Ihre Sinne – beim Kochen das wichtigste Werkzeug

Gerade beim Kochen sind sowohl geschickte Hände als auch der Einsatz unserer Sinne gefragt. Der Eigengeschmack der einzelnen Zutaten fügen sich wie bei einer Symphonie zu einer Mahlzeit.

Dabei sind unsere Sinneswahrnehmungen ein wichtiges Element.Probieren Sie doch einfach mal unterschiedliche Gemüsearten – egal, ob roh oder bereits gekocht –, schließen Sie dabei die Augen, kauen Sie langsam und sorgfältig und beschreiben Sie dann die unterschiedlichen Geschmacksarten. Übrigens: Nach längerem Kauen erschließen sich oft noch ganz neue Geschmacksqualitäten.

Tipp

Umso mehr Freude und Sinnlichkeit in unser Leben kommt, umso mehr Sinn hat unser Leben.

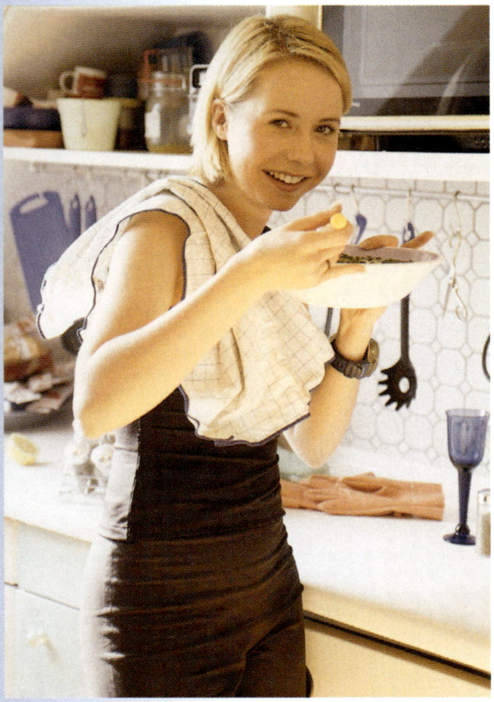

Wenn wir Sehen, Riechen und Schmecken mit einbeziehen, wird Kochen und Essen zu einer ganzheitlichen Sinnesempfindung. Lernen Sie, die Temperatur, den Geruch, den Geschmack und die Konsistenz sowie die wärmende oder kühlende Wirkung von einzelnen Nahrungsmitteln und der gesamten Mahlzeit bewusst wahrzunehmen.

Die 10 goldenen Ess-Regeln zum Abnehmen

- Setzen Sie einen Zeitpunkt fest, zu dem Sie die Mahlzeit einnehmen möchten. Dann können Sie auch vor dem Essen genügend Zeit für die Zubereitung der Mahlzeit einplanen.
- Faustregel für die richtige Menge auf Ihrem Telller: So viel, wie in einen Suppenteller passt.
- Würdigen Sie vor dem Essen die Nahrungsmittel auf Ihrem Teller.
- Nehmen Sie bewusst die Farben der Mahlzeit, ihren Duft, ihre Konsistenz und Wärme wahr.
- Kauen Sie langsam und sorgfältig und konzentrieren Sie Ihre Sinne voll und ganz auf die Mahlzeit.
- Schmecken Sie die unterschiedlichen Geschmacksqualitäten auf der Zunge.
- Essen Sie schweigend oder führen Sie angenehme Gespräche.
- Während der Mahlzeiten sollten Sie nichts trinken. Trinken Sie kurz vor und nach der Mahlzeit nur kleine Mengen, am besten warme Getränke.
- Sie sollten immer dann mit Essen aufhören, wenn Sie zu $^2/_3$ satt sind. Lassen Sie auch ruhig mal Reste auf dem Teller.
- Essen Sie nach 19 Uhr nichts mehr: Spätes Essen bildet aus Sicht der TCM am meisten Feuchtigkeit und Schleim im Körper und führt dadurch sehr schnell zu Übergewicht. Besonders schwere Fleischmahlzeiten am Abend führen zu schneller Gewichtszunahme.

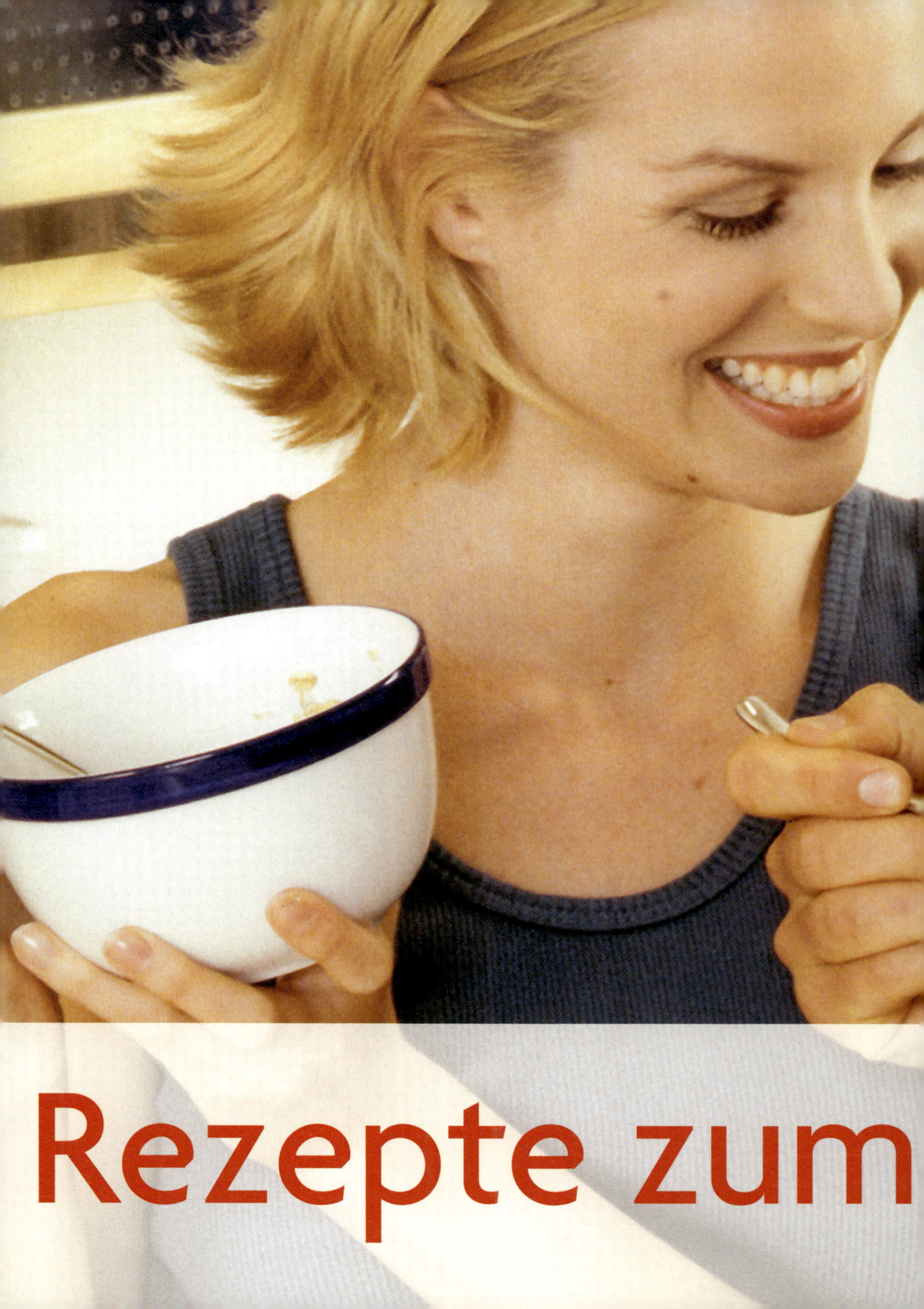

Rezepte zum

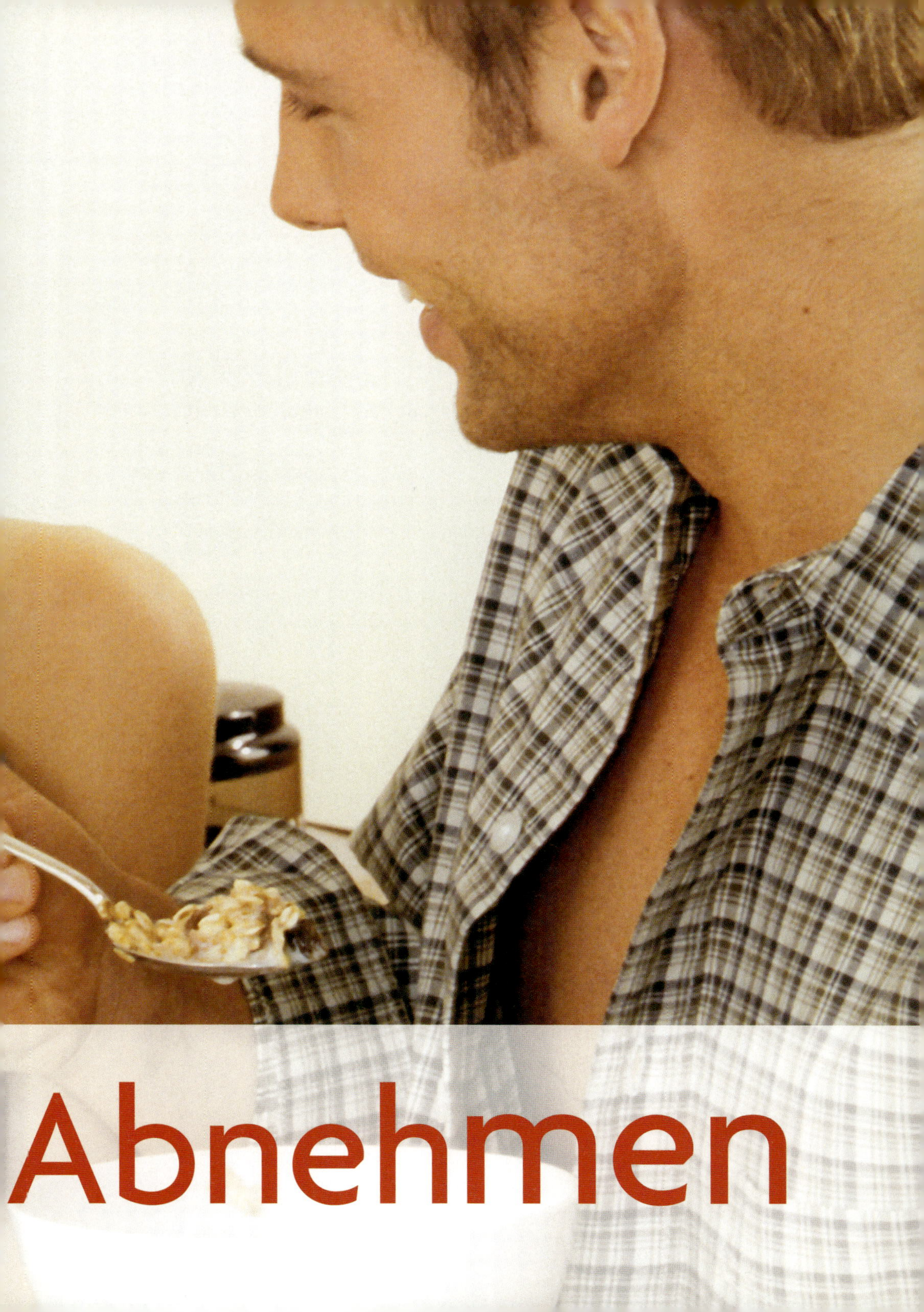

Abnehmen

Frühstücksideen für den Erdelement-Typ

Warme Getreidegerichte

Haferbrei mit Trockenfrüchten, Zimt und Ingwer

Zutaten
300 ml Wasser
$2^1/_2$ EL Haferflocken
1 EL Rosinen
2 getrocknete Aprikosen, klein geschnitten
2 getrocknete Pflaumen
1 Prise Salz
1 EL Jogurt oder saure Sahne
2 Prisen Zimt
2 Prisen Ingwerpulver
Honig oder Ahornsirup nach Bedarf

- Haferflocken in einer Pfanne auf kleiner Hitze anrösten, dabei ständig rühren.
- Wasser zugeben, die Haferflocken und das Trockenobst (nach Wahl) in das Wasser geben und über Nacht stehen lassen.
- Morgens unter ständigem Rühren aufkochen, auf kleiner Hitze ca. 10 Minuten köcheln.
- Mit Salz, Gewürzen oder Delifruit beziehungsweise eigener Süßspeisen-Gewürzmischung (siehe Seite 140), Jogurt und Honig abschmecken.

Haferbrei mit Apfel

Zutaten
200 ml Wasser
$3^1/_2$ EL Haferflocken
halber Apfel in Scheiben
abgeriebene Zitronenschale
1 Prise Salz
1 TL Crème fraîche

- Die Haferflocken in Wasser mit einer Prise Salz, etwas abgeriebener Zitronenschale, Apfelscheiben ca. 5 Minuten aufkochen.
- Platte herunterdrehen und nachquellen lassen. Mit Crème fraîche vermischen.

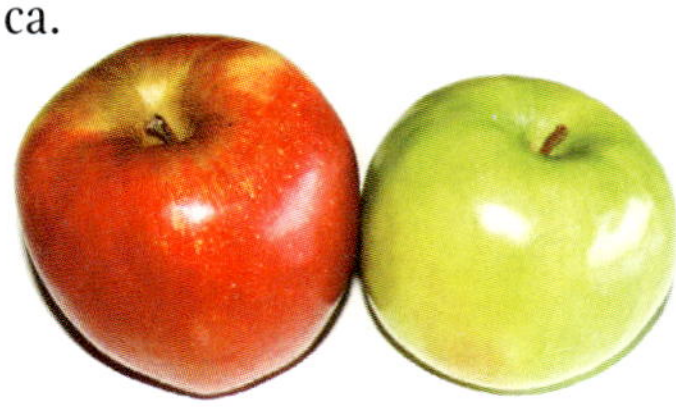

Hirse-Haferbrei

Zutaten
100 ml Wasser
2 EL Hirse
2 EL Haferflocken
4 Datteln, frisch oder getrocknet
2 Prisen Zimtpulver
1 Prise Salz
1 Prise Kardamom
$^1/_2$ Prise Nelkenpulver
1 TL Sauerrahm oder Crème fraîche

- Flocken und Datteln in Wasser aufkochen, dabei ständig rühren und dann auf kleine Hitze zurückdrehen.
- Salz und Gewürze hinzufügen, mit Sauerrahm oder Crème fraîche abschmecken.
- Gewürze nach Geschmack variieren.

Birnenmüsli

- Pinienkerne am Vorabend in einer Pfanne goldbraun rösten.
- Haferflocken und Birnenscheiben in Wasser kurz aufkochen und nachquellen lassen.
- Pinienkerne und saure Sahne darüber verteilen.

Zutaten
200 ml Wasser
3 gehäufte EL Haferflocken
einige geröstete Pinienkerne
$^1/_2$ Birne
1 TL saure Sahne

Haferbrei mit Ahornsirup

- Das Wasser mit einer Prise Salz erhitzen.
- Haferflocken einstreuen, im Topf kurz aufkochen lassen, dann Platte ausschalten und nachquellen lassen.
- Den Brei in einen tiefen Teller füllen und mit der Butter und dem Ahornsirup vermischen.

Zutaten
200 ml Wasser
3 EL Haferflocken
1 Prise Salz
$^1/_2$ TL Butter
3 TL Ahornsirup

Hafer-Früchte-Brei

- Den Hafer in 200 ml Wasser mit Salz, Gewürzen, Aprikose und Rosinen wenige Minuten aufkochen, Platte ausdrehen und nachquellen lassen.
- Crème fraîche und Kürbiskerne untermischen.

Zutaten
200 ml Wasser
3 EL Haferflocken
1 Prise Salz
Gewürze (Zimt, etwas abgeriebene Orangen- und Zitronenschale, Ingwer, Anis)
1 getrocknete Aprikose
1 TL Rosinen
1 TL Kürbiskerne
1 TL Crème fraîche

Reisfrühstück

- In einer beschichteten Pfanne wenig Butter zerlassen und auf kleiner Stufe den Reis anrösten.
- Wasser, Trockenfrüchte und Salz hinzufügen und auf kleiner Stufe ca. 15 Minuten köcheln lassen.
- Mit Zimt, Ahornsirup beziehungsweise Agavendicksaft und Jogurt abschmecken.

Zutaten
1 $^1/_2$ Tassen Wasser
etwas Butter
3 EL Basmatireis
1 Prise Salz
1 EL Trockenfrüchte
1 TL Agavendicksaft oder Ahornsirup
1 Prise Zimt
1 TL Jogurt

Cornflakes mit Ahornsirup

- Sojamilch erwärmen; auch 1 : 1 mit heißem Wasser verdünnte Sojamilch ist geeignet.
- Die Cornflakes mit der (eventuell verdünnten) Sojamilch und dem Ahornsirup übergießen.
- Nach Geschmack würzen.

Zutaten
35–40 g ungezuckerte Cornflakes
150 ml Tasse Sojamilch
3 TL Ahornsirup
echte Vanille, Zimt, Anis oder Süßspeisen-Gewürzmischung (siehe Seite 140)

Tipp

Alle scharfen Gewürze in den folgenden Rezepten darf der Erdelement-Typ großzügig verwenden!

Köstliche vegetarische Brotaufstriche

Ein warmes Getreidefrühstück ist ein optimaler und leckerer Start in den Tag, bei dem die Sättigung lange vorhält. Jedoch möchte manch einer auf ein Frühstück mit Brot nicht verzichten. Statt Wurstwaren oder süßen Aufstrichen empfiehlt sich hier als leckere Alternative gerösteter Dinkeltoast mit vegetarischen Brotaufstrichen. Bei Käse sind Ziegen- oder Schafsmilchprodukte empfehlenswerter als Kuhmilchprodukte.

Vegetarische Brotaufstriche gibt es mittlerweile in vielen Variationen in Bioläden, Reformhäusern, Drogerien und auch in normalen Lebensmittelläden zu kaufen.

Zutaten

1 mittelgroße Zwiebel
1 EL Olivenöl
1 Boskopapfel
50 ml Wasser
frisch geriebener Meerrettich
Salz

Scharfer Apfel-Meerrettich-Aufstrich

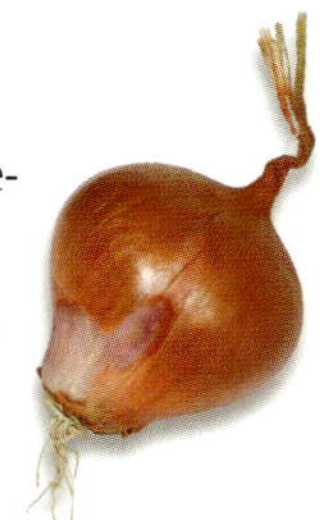

- Olivenöl erhitzen und die klein geschnittene Zwiebeln darin 5 Minuten glasig andünsten.
- Klein geschnittenen Apfel und das Wasser zugeben und ca. 10 Minuten weich kochen, so dass ein Mus entsteht.
- Masse erkalten lassen und erst dann frisch geriebenen Meerrettich einrühren. Nach Geschmack salzen.

Zutaten

1 mittelgroße Zwiebel
1 EL Olivenöl
1 Boskopapfel
50 ml Wasser
$^1/_2$ EL mittelscharfe und
$^1/_2$ EL scharfe Currymischung
(siehe Seite 140)
Salz

Curry-Apfel-Aufstrich

- Olivenöl erhitzen und die klein geschnittene Zwiebeln darin 5 Minuten glasig andünsten.
- Klein geschnittenen Apfel und das Wasser zugeben und ca. 10 Minuten weich kochen, so dass ein Mus entsteht.
- Masse erkalten lassen und dann die beiden Currymischungen zugeben. Nach Geschmack salzen.

Zwischenmahlzeiten (für beide Typen)

Zwischenmahlzeiten sind kein »Muss«, wenn Sie jedoch zwischen Frühstück und Mittagessen Hunger bekommen, können Sie sich aus den folgenden Vorschlägen etwas Leckeres zubereiten. Trinken Sie aber auf jeden Fall außerhalb der Mahlzeiten immer genügend warmes beziehungsweise heißes Wasser oder Tees (Rezepte siehe Seite 140).

Als Zwischenmahlzeiten oder Snacks bieten sich Trockenfrüchte an wie Feigen, Datteln, Apfelringe, Aprikosen oder auch gekochtes Obst (z. B. Äpfel und Birnen) als Kompott. Auch Reiscracker, Amarantriegel oder Fruchtschnitten eignen sich für Zwischendurch. Auf »normale« Müsliriegel sollten Sie wegen des häufig zu hohen Zuckeranteils verzichten.

Tipp

Bei den folgenden Rezepten sollte der Holztyp zum würzen Zitronensaft, der Erdtyp dagegen etwas mehr Zimt und Ingwer benutzen.

Obstkompotts

Apfelkompott

- Die Gewürze und das Salz im Wasser aufkochen und 5 Minuten ziehen lassen.
- Die Äpfel klein schneiden und in den Sud geben und bei mittlerer Hitze weich kochen.
- Nach dem Abkühlen mit der Crème fraîche anrichten.

Zutaten

1 Stange Zimt
2 dünne Scheiben Ingwer
1 Stück unbehandelte Orangenschale
1 Prise Salz
50 ml Wasser
2 Äpfel
1–2 TL Crème fraîche

Birnen-Apfelkompott

- Den Ingwer schälen und klein schneiden. Zusammen mit den anderen Gewürzen in Wasser 5–7 Minuten lang kochen.
- 1 mittelgroße Birne und 1 Apfel klein schneiden und bei mittlerer Hitze im Sud weich kochen.
- Mit Honig süßen.

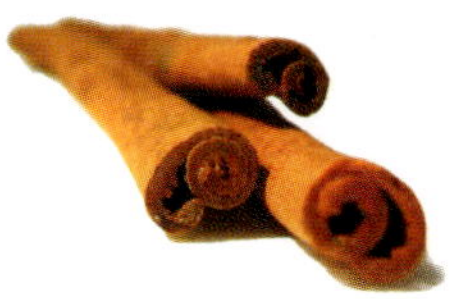

Zutaten

1 cm Ingwer
1 Prise gemahlenen Zimt oder 1 Zimtstange
1 Nelke
1 Tasse Wasser
Honig

Suppen

Suppen eignen sich hervorragend als Zwischenmahlzeit, sie spenden Wärme und Flüssigkeiten und geben ein wohliges Gefühl im Bauch. Sie können auch Fertigsuppen verwenden, jedoch sollten Sie dann darauf achten, dass diese keine chemischen Zusatzstoffe oder Geschmacksverstärker enthalten. Diese Fertigsuppen finden Sie im Bioladen oder im Reformhaus.

Suppen sind ideal zum Variieren. Sie lassen sich mit Kartoffeln, Gemüse und Reis kreativ abwandeln. Mit verschiedenen Gewürzen lassen sich säuerliche, scharfe, exotische Geschmacksvariationen zaubern.

Selbst hergestellte Gemüsebrühe (ergibt 1 l)

Zutaten
20 g Zwiebeln
100 g Karotten
100 g Sellerie
100 g Petersilienwurzel
100 g Lauch
100 g Blumenkohlstrünke
1200 ml Wasser
2 Nelken , 1 Lorbeerblatt, 1 Knoblauchzehe, 3 Wacholderbeeren, 7–8 Pfefferkörner, je 1 Stängel Petersilie, Liebstöckel und Thymian, 1 Prise Muskatnuss, Meersalz

- Gemüse klein schneiden, in einen Topf geben, mit Wasser auffüllen und zum Kochen bringen.
- Dann die Gewürze zugeben und ca. 90 Minuten köcheln lassen.
- Das Ganze in ein Sieb schütten und die klare Brühe auffangen.
- Erkalten lassen und bis zur Weiterverwendung im Kühlschrank aufbewahren.

Gemüsesuppe

Zutaten
500 g gemischte Gemüse (z. B. Möhren, Petersilienwurzel, Lauch, Sellerie)
350 g Kartoffeln
1 l Gemüsebrühe (Zubereitung siehe oben)

- Gemüse und Kartoffeln waschen und klein schneiden.
- Das Gemüse und die Kartoffeln in der Gemüsebrühe (Rezept siehe oben) 20 Minuten kochen.
- Das Gemüse, falls gewünscht, passieren (= durch ein Sieb streichen).
- Die Suppe abkühlen lassen und im Kühlschrank kalt stellen. Im Kühlschrank hält dieser Gemüsesuppenvorrat 4 Tage.

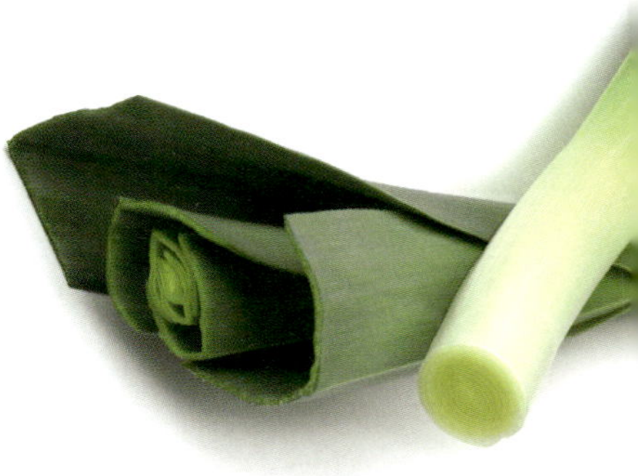

Mittagsrezepte für den Erdelement-Typ

Info

Alle folgenden Rezepte sind für 2 Personen.

Am leichtesten nimmt der Erdelement-Typ ab, wenn er viel Getreide isst sowie natürlich süße Gemüsesorten wie Pastinaken, Petersilienwurzel oder Möhren, die das Erdelement stärken. Scharfe und aromatisch-bittere Gewürze wie Curry, Kurkuma, Ingwer, Pfeffer oder Chili und bittere Gemüsesorten wie Endivie, Chicorée, Blumenkohl und Brokkoli stärken das Feuerelement und somit indirekt das Erdelement.

Weißes Fleisch (Huhn, Pute und Fisch) ist für das Erdelement besonders bekömmlich, aber auch dunkleres Fleisch (Lamm und Rind) erwärmt. Achten Sie beim Einkauf auf gute Qualität – diese macht sich nicht zuletzt auch im Geschmack bezahlt.

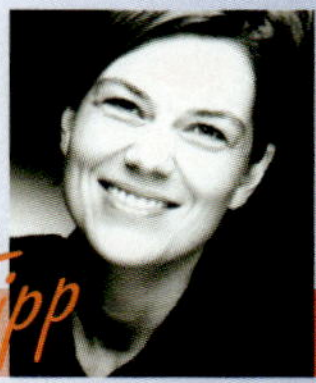

Mein Tipp

»Alle scharfen Gewürze wie Knoblauch, Ingwer und Curry darf der Erdelement-Typ großzügig verwenden.«

Fleischgerichte

Feuriges Huhn

Zutaten
- 2 Hühnerschenkel
- 20 ml Zitronensaft
- ½ klein gehackte Zwiebel
- 100 g Jogurt
- 1 Knoblauchzehe
- 1 EL frischer Ingwer gerieben
- ½ TL Koriandersamen
- 1 Prise Kreuzkümmel
- ½ TL Kardamom
- 1 EL Zitronensaft
- ½ TL Salz
- 1 Prise Paprikapulver
- 1 Prise Chilipulver

- Haut von den Schenkeln abziehen, Fleisch mit Zitronensaft bepinseln und im Kühlschrank 30 Minuten ziehen lassen.
- Zwiebeln, Knoblauch, Ingwer, Koriander, Kreuzkümmel, Kardamom, Zitronensaft und Salz im Mixer zu einer Paste verarbeiten. Mit Chilipulver, Paprikapulver und Jogurt glatt rühren.
- Schenkel in eine flache Form geben, die Paste darauf verteilen und mindestens 4 Stunden (besser über Nacht) im Kühlschrank durchziehen lassen.
- Ofen auf 180 °C vorheizen und ca. 25 Minuten auf dem Grillrost backen (Auflaufform drunter stellen).
- Dazu passt Reis oder Kartoffeln.

Hähnchenkeule auf Fenchelgemüse

Zutaten
2 Hähnchenkeulen je. 180 g
Salz, Pfeffer
1 EL Olivenöl
1 Zwiebel
1 kleine Fenchelknolle
1 Staudensellerie
1 rote Paprikaschote
2 Knoblauchzehen
8 EL Weißwein
1 Lorbeerblatt
1 Zweig Rosmarin
1 Prise Cayennepfeffer
2 EL gehackte Zitronenmelisse
2 EL gehackte Pfefferminze

- Den Backofen auf 190 °C (Umluft 170 °C) vorheizen.
- Die Keulen waschen, trocken tupfen und mit Salz und Pfefferwürzen.
- Olivenöl in einem Bräter erhitzen und die Keulen darin anbraten. Anschließend im Backofen 15–20 Minuten garen.
- Zwiebel schälen, Fenchelknollen, Staudensellerie und Paprikaschoten waschen und alles in mundgerechte Stücke schneiden.
- Das restliche Olivenöl erhitzen und das Gemüse darin anbraten. Die geschälten und durchgepressten Knoblauchzehen dazugeben und mit dem Weißwein aufgießen.

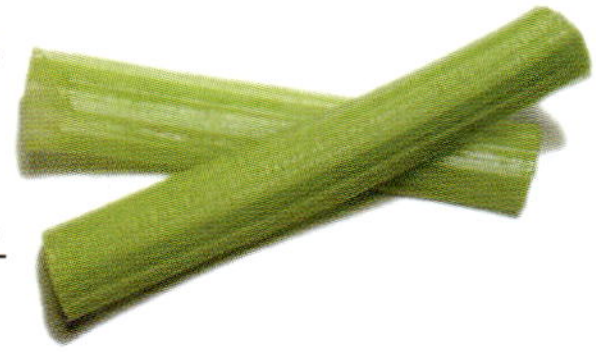

- Lorbeerblatt und Rosmarin dazugeben, mit Salz, Pfeffer und Cayennepfeffer abschmecken und etwa 4 Minuten dünsten.
- Die Keulen auf dem Gemüse anrichten, mit frischen Kräutern bestreuen (auch das Fenchelgrün ist geeignet) und servieren.

Linsen-Maronen-Gemüse mit Huhn und Kurkuma

Zutaten
2 Hähnchenbrustfilets
1/2 Zitrone
Salz
2 TL Kurkuma
1 Knoblauchzehe
250 g rote Linsen
1/4 Liter Gemüsebrühe
50 ml Apfelsaft
5 Maronen
2 säuerliche Äpfel
1/2 Bund frischen Liebstöckel, evtl. auch getrocknet, oder 1/2 Bund Petersilie
50 g frische Kokosnuss oder Kokosnussmilch

- Hähnchenfleisch in Stücke schneiden, mit Zitronensaft beträufeln und mit Salz, Kurkuma und zerdrücktem Knoblauch einreiben.
- In heißem Öl anbraten.
- Linsen, Apfelsaft, Maronen und Brühe hinzufügen und 20–25 Minuten kochen, bis die Linsen anfangen zu zerfallen.
- Äpfel schälen, in kleine Stücke schneiden und noch 5 Minuten mitkochen.
- Grob gehackte Petersilie oder Liebstöckel unterheben.
- Mit Salz und Apfelsaft abschmecken.
- Kokosnuss raspeln und die Flocken unterheben – oder Kokosnussmilch verwenden (gibt's in Asienläden).

Schnelles Lammcurry mit Rosmarin

- Fleisch in kleine Stücke schneiden.
- Knoblauch und Zwiebeln schälen und fein hacken.
- Öl in der Pfanne erhitzen. Zwiebeln im Fett dünsten, dann Knoblauch zugeben und vermischen.
- Das Fleisch zugeben und 1 Minute unter Rühren anbraten. Curry darüber streuen und mit Salz abschmecken, ca. 1 Minute unter Rühren weiterbraten. Dann Tomatenpüree, gehackten Rosmarin und Kokosmilch zufügen.
- Die Pfanne mit einem Deckel schließen und alles ca. 25 Minuten auf kleiner Flamme garen lassen; gelegentlich umrühren.
- Reichen Sie zum Lammcurry Reis und Obstkompott.

Zutaten

400 g Lammfleisch ohne Fett und Knochen (Keule oder Rücken)
200 g Zwiebeln
1 Knoblauchzehe
1 EL mittelscharfes oder mildes Currypulver
150 ml Tomatenpüree
50 ml Kokosmilch
1 EL Erdnussöl
Salz
1 Zweig frischen Rosmarin, evtl. auch getrocknet

Gemüsegerichte

Currygemüse mit Ingwer

- Die Maiskolben abspülen und in Salzwasser ca. 7 Minuten kochen, abgießen und abtropfen lassen.
- Möhren putzen und in kleine Stifte, Zwiebeln in kleine Würfel und die Champignons blättrig schneiden; Knoblauch und Ingwer schälen und fein hacken.

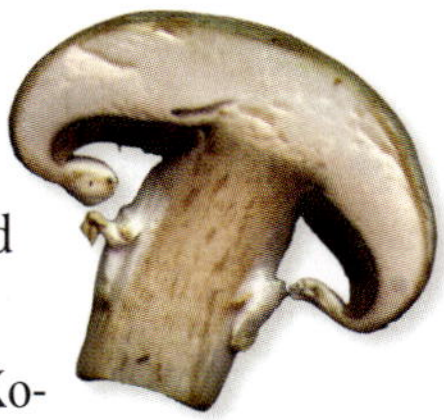

- Die Currypaste (gibt es sebenso wie die Kokosmilch und das Zitronengras in Asienläden) mit Sojasoße, Kokosmilch, Honig und Zitronengras verrühren.
- Öl erhitzen, Knoblauch, Zwiebel und Ingwer darin anbraten; Maiskolben und Möhren zugeben und etwa 2 Minuten mitbraten; die Champignons dazugeben und weitere 2 Minuten braten.
- Die Currysoße hinzufügen, aufkochen und weitere 5–10 Minuten unter Umrühren köcheln lassen.
- Dazu passt Basmatireis

Zutaten

200 g kleine Maiskolben (Dose, Glas)
250 g Möhren
50 g frische Champignons
1 kleine Zwiebel
2 Knoblauchzehen
20 g Ingwerwurzel
1 TL Öl
2 Prisen Zitronengras
2 TL mittelscharfe Currypaste
5 EL Sojasoße
50 ml Kokosmilch
1 TL Honig

Info

Mais entwässert das Gewebe.

Fenchel in Senfsauce

Zutaten
3 mittelgroße Fenchelknollen
4–6 EL Olivenöl
60 ml Weißwein
60 ml Gemüsebrühe
1 EL Dijon-Senf

Zum Verfeinern der Soße:
1 EL gehackte frische Kräuter (Thymian, Petersilie, Majoran, Salbei) oder
1 EL (je nach Geschmack) kalt gepresstes Olivenöl einrühren

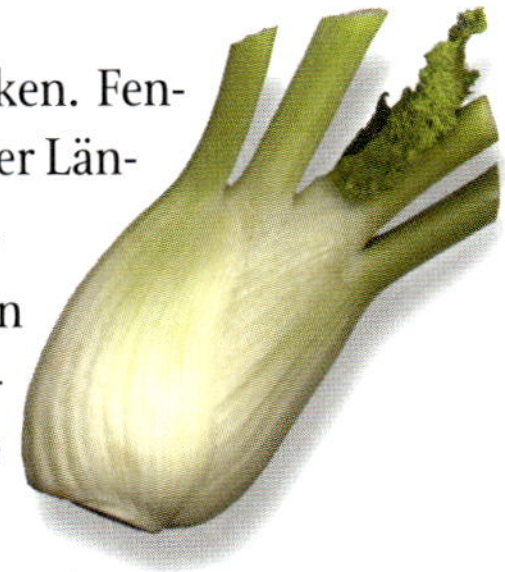

- Das Fenchelgrün abzupfen und grob hacken. Fenchel waschen, Strunk wegschneiden und der Länge nach in 1 cm dicke Scheiben schneiden.
- 2 EL Olivenöl erhitzen, Fenchelscheiben darin auf kleiner Flamme beidseitig anbraten (ca. 3 Minuten) und aus der Pfanne nehmen.
- Das Fenchelöl mit Wein und Gemüsebrühe ablöschen, Senf einrühren und die Flüssigkeit aufkochen.
- Den Fenchel wieder in die Pfanne geben, zudecken und auf kleiner Flamme ca. 3 Minuten dünsten.
- Das Fenchelgrün vor dem Anrichten darüberstreuen.
- Mit Polentaschnitten (Rezept siehe Seite 118) als Beilage servieren.

Tipp

Der gegarte Fenchel schmeckt auch lauwarm oder kalt ganz hervorragend.

Kürbis-Maronen-Gemüse mit Zimt und Kurkuma

Zutaten
300 g Kürbis
1 Zwiebel
2 Möhren
$^1/_2$ Apfel
1 cm Ingwerwurzel
1 EL Öl
50 ml Weißwein
20 ml Zitronensaft
400 ml Gemüsebrühe
100 g Maronen
100 g rote Linsen
1 gestr. TL Kurkuma
1 TL Curry
1 TL Cayennepfeffer
1TL Zimt
1 TL Honig
Salz
Pfeffer

- Kürbis und Zwiebel schälen und in Würfel schneiden. Möhren schälen und in Scheiben schneiden. Den Apfel schälen und ebenfalls klein schneiden. Ingwer reiben.
- Knoblauch schälen und durchpressen und mit dem Ingwer in Olivenöl anbraten.
- Gemüse und Apfel dazugeben und ca. 7 Minuten andünsten. Alles mit Zitronensaft, Brühe und Weißwein ablöschen.
- Maronen und Linsen zugeben und alles bei kleiner Hitze 25 Minuten köcheln lassen.
- Mit den Gewürzen, dem Honig und Salz und Pfeffer abschmecken.

Gemüseauflauf mit Rosmarin und Ziegenkäse

- Kartoffeln schälen, abspülen und in Salzwasser 20 Minuten kochen. Wasser abgießen, Kartoffeln abkühlen lassen und zerstampfen.
- Den Ziegenkäse, eine zerdrückte Knoblauchzehe und die Eier mit 100 ml Wasser unter das Kartoffelpüree heben. Das Püree mit Salz, Pfeffer und Muskat abschmecken.
- Paprika in Streifen schneiden, Gemüsezwiebel schälen und in Würfel schneiden, Fenchel abspülen, trockentupfen, halbieren und in Streifen schneiden.
- Brokkoliröschen abspülen und in kochendem Wasser ca. 2 Minuten kochen.
- Dieses Gemüse in heißem Öl bei starker Hitze nach und nach anbraten. Kräuter abspülen, fein hacken und Knoblauch (zerdrückt) dazugeben.
- Tomaten abspülen, in Würfel schneiden und in Olivenöl andünsten. Mit Salz, Pfeffer und restlichem Knoblauch abschmecken und 2 Minuten ankochen lassen.
- Gemüse, Kartoffelpüree und Tomatensoße abwechselnd in eine gefettete Form schichten. Die oberste Schicht ist Kartoffelpüree.
- Alles im vorgeheizten Ofen bei 200 °C (Umluft 180 °C) etwa 30 Minuten goldbraun backen.

Zutaten

3–4 große,
mehlige Kartoffeln
Salz
100 g Ziegenfrischkäse
3 Knoblauchzehen
2 Eier
100 ml Wasser
frisch gemahlener Pfeffer
frisch geriebene Muskatnuss
1 rote Paprikaschote
1 Gemüsezwiebel
1 Fenchelknolle
200 g Brokkoliröschen
3 Tomaten
3 Zweige frischer Rosmarin
3 Zweige frischer Thymian
2 EL Öl
etwas Fett für die Form

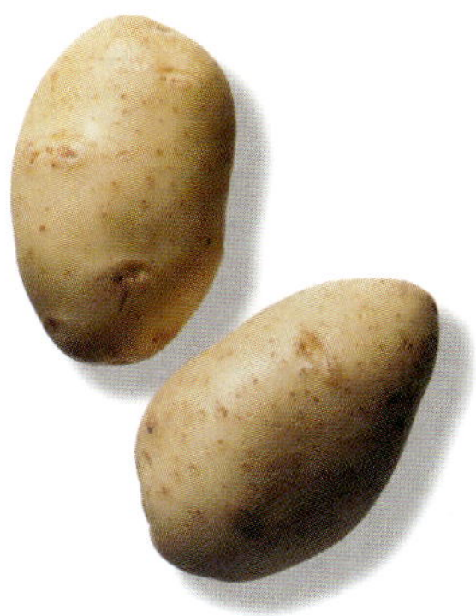

Info

Die Nachspeisen-Rezepte reichen für 4 Personen.

Leckere leichte Nachspeisen

Zutaten

200 g Maronen
500 ml Wasser
1 Orange (unbehandelt)
2 EL Ahornsirup
65 g Preiselbeeren
25 ml Schlagsahne

Maronendessert mit Preiselbeeren

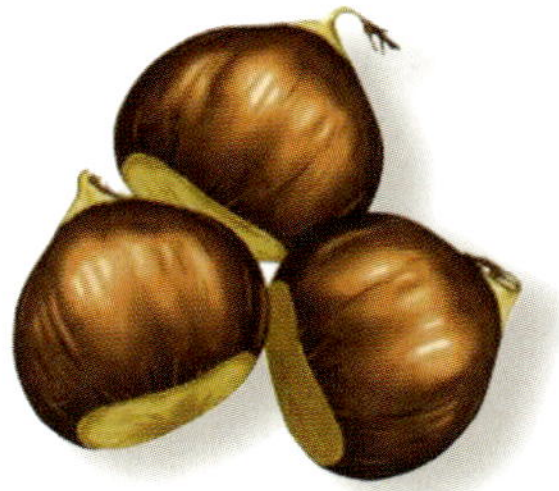

- Die Maronen kreuzweise einschneiden.
- 5–10 Minuten in Wasser kochen, bis sich die Einschnittstellen öffnen.
- Die Kastanien abgießen und die braune Haut abziehen.
- Im Mixer pürieren und mit dem Saft einer Orange sowie dem Ahornsirup abschmecken.
- Durch eine Spätzlepresse drücken und in Schälchen portionieren.
- Mit den Preiselbeeren garnieren, Schlagsahne dazu servieren.

Zutaten

250 ml Rotwein
100 ml Ahornsirup
1 Stange Zimt
1 Vanilleschote
500 g Äpfel
evtl. Jogurt

Äpfel in Rotwein mit Zimt

- Den Wein mit Zucker, Zimt und aufgeschlitzter Vanilleschote in den Kochtopf geben und bei starker Hitze 10 Minuten kochen.
- Die Äpfel schälen und mithilfe eines Kugelausstechers kirschgroße Kugeln ausstechen
- Diese Fruchtkugeln ca. 7 Minuten in dem Wein köcheln lassen, die Suppe danach noch ca. 10 Minuten durchziehen lassen und dabei umrühren.
- Evtl. etwas Jogurt mit echtem Vanillepulver mischen und 1 Löffel auf jeder Portion verteilen.

Tipp

Eine leichte Jogurtcreme erhält man, wenn man Bio-Jogurt in einen Kaffeefilter gibt und über Nacht abtropfen lässt.

Abendgerichte für den Erdelement-Typ

Petersilienwurzelsuppe mit Kardamom

- Petersilienwurzel und Apfel schälen und in Stücke schneiden.
- Schalotten in Olivenöl glasig dünsten, Petersilienwurzel und Äpfel dazugeben und mitdünsten. Mit der Gemüsebrühe ablöschen und 30 Minuten köcheln lassen.
- Die Suppe pürieren, die Sahne hinzugeben, mit Honig, Salz, Pfeffer, Muskat und Kardamom würzen.
- Kürbiskerne in einer Pfanne ohne Fett rösten.
- Die Suppe auf dem Teller mit den gerösteten Kürbiskernen bestreuen.

Zutaten

$^1/_2$ kg Petersilienwurzel
$^1/_2$ säuerlicher Apfel
$^1/_2$ Schalotte
1 Liter Gemüsebrühe
50 ml süße Sahne
20 g Kürbiskerne
1 EL Olivenöl
1 TL Honig
Pfeffer, frisch gemahlen
Muskat, frisch gerieben
$^1/_2$–1 TL Kardamompulver, frisch gemahlen

Pastinaken-Möhren-Suppe mit Liebstöckel

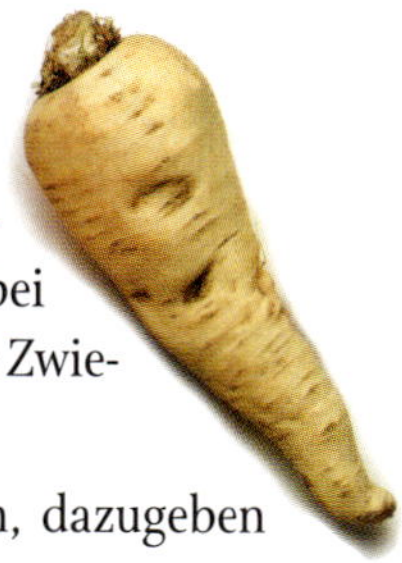

- Öl erhitzen, Zwiebel schneiden und zusammen mit dem kleingeschnittenen Ingwer bei schwacher Hitze 2–3 Minuten dünsten, bis die Zwiebel weich wird.
- Die Pastinaken und Möhren klein schneiden, dazugeben und weitere 7–8 Minuten garen.
- Wein und Brühe dazugießen, zum Kochen bringen. Bei schwacher Hitze 20–30 Minuten köcheln lassen, bis die Pastinaken weich sind.
- Mit dem Pürierstab zu einer glatten Suppe pürieren.
- Mit Salz und Pfeffer abschmecken und mit der sauren Sahne und dem Paprikapulver garnieren.

Zutaten

2 EL Olivenöl
1 Zwiebel
200 g Möhren
2 EL Ingwerwurzel
350 g Pastinaken,
200 ml Weißwein
1 l Gemüsebrühe
frischer Liebstöckel, evtl. auch getrocknet
Salz, Pfeffer
saure Sahne und Paprikapulver zum Garnieren

Schwarzwurzelsuppe mit Anis

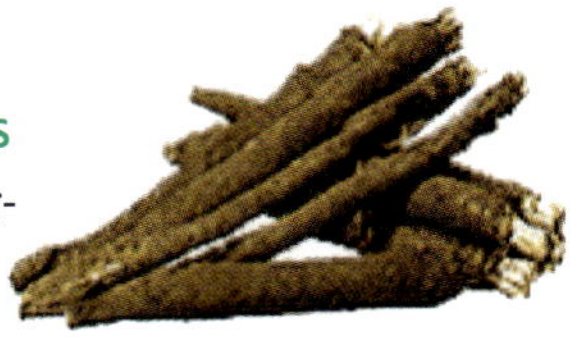

Zutaten
300 g Schwarzwurzel
500 ml Wasser
50 ml Crème fraîche
1 Eigelb
4 EL Reis
1 unbehandelte Zitrone
3 Prisen Anis, gemahlen
2 Prisen Fenchel, gemahlen
Salz

- Schwarzwurzeln schälen, in kurze Stücke schneiden und sofort in Essigwasser legen, damit sie nicht braun werden.
- Reis in Wasser separat 15 Minuten kochen.
- Abgetropfte Schwarzwurzelstücke und das Fenchelgewürz unter den Reis mischen und weitere 30 Minuten kochen.
- Alles pürieren
- Zitrone auspressen, den Saft mit Eigelb und Crème fraîche mischen und zum Püree geben.
- Mit Salz, evtl. Zitronensaft und Anis abschmecken. Wer den Anisgeschmack noch betonen möchte, kann noch 1–2 TL Anisschnaps unterrühren.

Tipp

Alle Rezepte, die Sie vom Spargel kennen, können Sie auch auf Schwarzwurzel anwenden. Muskat, süße Paprika, gehackte Petersilie, Liebstöckel, Kresse und Kerbel passen besonders gut.

Kürbis-Honig-Suppe

Zutaten
500 g Kürbis
1–2 Kartoffeln
1 Schalotten
1 kleine Stange Lauch
1 EL Butterschmalz
1/4 l Weißwein
1/2 l Gemüsebrühe
Salz, Pfeffer,
Muskatnuss, Kümmel
1 EL Honig
1 EL Apfelessig
1 EL Crème fraîche
25 ml süße Sahne
1 EL geschälte Kürbiskerne

- Kürbis und Kartoffeln schälen und klein schneiden, Lauch in Scheiben schneiden.
- Kürbiskerne in einer Pfanne ohne Fett anrösten.
- Schalotten schälen, klein hacken und in Butterschmalz andünsten.
- Kürbis, Kartoffeln und Lauch hinzufügen und alles ca. 5 Min dünsten.
- Wein und Brühe hinzugeben und alles 20 Minuten weich garen.
- Suppe mit dem Pürierstab pürieren. Salz, Pfeffer und Gewürze zufügen.
- Honig und Crème fraîche einrühren und mit Essig abschmecken.
- Sahne steif schlagen.
- Die Suppe im Teller mit einem EL Sahne und den gerösteten Kürbiskernen servieren.

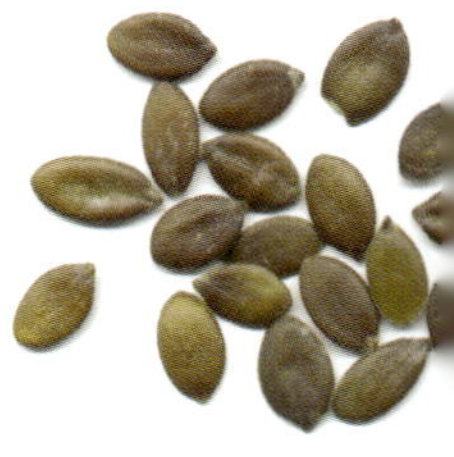

Scharfe Kürbiscremesuppe

- Kürbis schälen, halbieren und mit einem Löffel die Kerne herauskratzen. Das Fruchtfleisch in Stücke schneiden.
- Kartoffeln schälen, zerkleinern und mit den Kürbisstücken in einen Topf geben, Wasser zuschütten und weich kochen.
- Alles pürieren, mit Muskatnuss, Tabasco (oder frischem Chili), Curry, Apfelessig, mit gekörnter Brühe würzen und nochmals aufkochen.
- Sahne steif schlagen, vorsichtig frische Petersilie und Salz unterziehen. Kurz vor dem Servieren auf jeder Portion verteilen.

Zutaten
400 g Hokkaidokürbis
125 g Kartoffeln
500 ml Wasser
1 Prise Muskatnuss
1 TL Currypulver
1 Spritzer Apfelessig
1/2 TL gekörnte Brühe
1/2 Chilischote oder Tabasco
Tabasco und Salz nach Geschmack
1 TL Kurkuma
60 ml Sahne
frische Petersilie

Info

Kürbis lindert Wasseransammlungen.

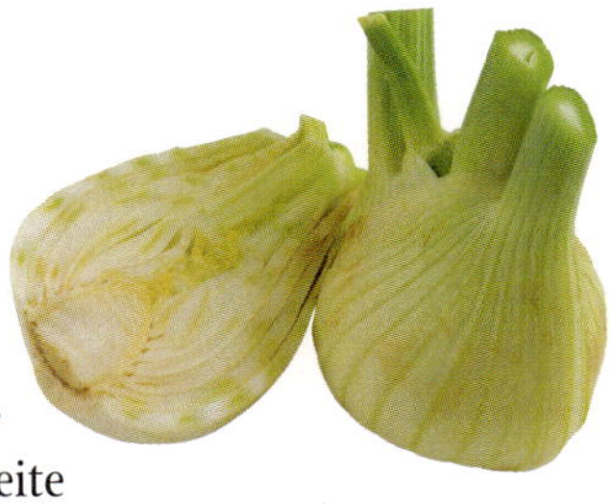

Fenchelsuppe mit Rosmarin

- Die Fenchelknollen waschen, Stengel und Wurzelansätze abschneiden, das zarte Grün beiseite legen.
- Die Knollen achteln und den harten Strunk herausschneiden.
- Die Schalotten und die Knoblauchzehe schälen und fein hacken.
- Butterfett im Topf erhitzen, die Schalottenwürfel und den Fenchel unter Rühren andünsten und dann den Knoblauch zugeben.
- Mit der Gemüsebrühe auffüllen und ca. 20 Minuten kochen.
- Mit einem Pürierstab das Ganze pürieren. Mit Wein, Sahne und den Gewürzen abschmecken und mit dem Fenchelgrün bestreut servieren.

Zutaten
750 g Fenchel
2–3 Schalotten
1 kleine Knoblauchzehe
1 EL Butterschmalz
3/4 l Gemüsebrühe
3 EL Weißwein
3–4 EL Sahne
Salz, Pfeffer aus der Mühle, Rosmarinpulver und frischer Rosmarin

Info

Rosmarin stärkt das Herz und leitet Feuchtigkeit aus.

Aromatische Gemüsesuppe mit exotischen Gewürzen

Zutaten
50 g getrocknete Kichererbsen
100 g Möhren
100 g Zucchini
600 ml Gemüsebrühe
1 Zimtstange
1/2 TL Kreuzkümmel
1 Sternanis
1 Prise Kurkuma
1/2 kleine getrocknete rote Chili
2 ungeschwefelte Aprikosen
30 g Couscous (grober Hartweizengrieß)
3 Stiele glatte Petersilie

- Kichererbsen über Nacht im kalten Wasser einweichen.
- Kichererbsen abgießen und in kochendem Salzwasser 30 Minuten weich kochen.
- Möhren in breite Streifen schneiden, Zucchini längs halbieren und ebenfalls in breite Scheiben schneiden.
- Gemüsefond aufkochen, Möhren, Zimt; Kreuzkümmel, Kurkuma, Sternanis und Chilis zugeben. Zugedeckt bei mittlerer Hitze 15 Minuten kochen.
- Aprikosen in 2–3 cm breite Stücke schneiden.
- Nach 10 Minuten abgetropfte Kichererbsen, Zucchini, Aprikosen und Couscous zugeben.
- Mit Salz abschmecken und mit gehackter Petersilie bestreuen.

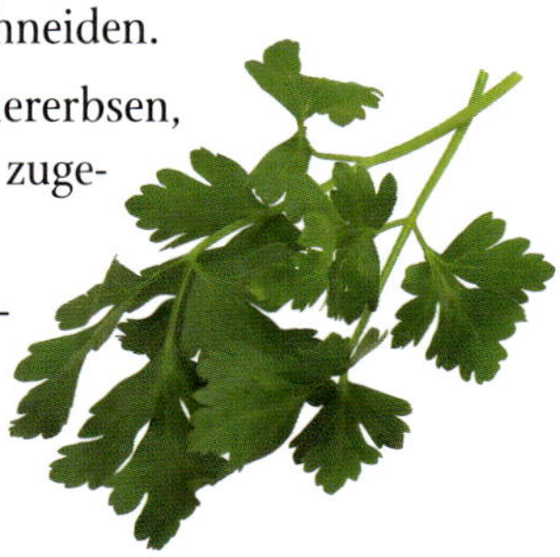

Kräftige wärmende Wintersuppe

Zutaten
2 Knoblauchzehen
120 g Zwiebel
nussgroßes Stück Butter
1 TL Curry
1 l Wasser
50 g Ingwer
1 Msp. Kurkuma
1 TL Garam Masala (Gewürzmischung, Asienladen)
1/2 getrocknete Chilischote
2 TL Salz

Gemüseeinlage:
Kartoffeln, Pastinaken, Petersilienwurzel, Möhren, Kohl, Brokkoli

- Butter erhitzen.
- Knoblauch schälen und raffeln, Zwiebel schälen und fein hacken und zu der Butter geben. Curry ebenfalls einrühren, kurz mitdünsten und mit Wasser aufgießen.
- Restliche Gewürze und fein geraspelten Ingwer zugeben, aufkochen.
- Suppe auf kleiner Flamme ca. 15 Minuten köcheln, nicht zu stark einkochen lassen.
- Durch ein feines Sieb streichen und wieder in den Topf gießen.
- Gemüse und Kartoffeln schälen beziehungsweise putzen und in dünne Scheiben schneiden, Brokkoli in kleine Röschen teilen
- Gemüse 10–15 Minuten mitkochen.

Rote-Bete-Suppe mit Muskat

- Die Rote Bete schälen und klein hacken.
- In einen Kochtopf mit 2,5 Liter kochenden Wasser geben, 10 Minuten kochen lassen und salzen.
- Alles pürieren und Crème fraîche unterrühren.
- Das Ei verquirlen, unter kräftigem Rühren in die Suppe einrühren. Mit Muskat und Salz, Pfeffer würzen.
- Die ungeschälten Kartoffeln in gesalzenem Wasser garen.
- Abgießen, schälen, mit einer Gabel zerdrücken und mit wenig Butter vermischen.
- Salz unterrühren und mit Muskat und Zitronensaft würzen.
- Die Suppe wird zusammen mit Muskat serviert. Man isst das Kartoffelpüree zur Suppe.

Zutaten

2,5 l Wasser
500 g Rote Bete
1 EL Crème fraîche
1 Ei
1/2 TL Muskat
Zitronensaft
Salz
Pfeffer
3 Kartoffeln

Scharfer Bohnentopf mit Reis

- Reis nach Packungsangabe kochen und abgießen oder Flüssigkeit offen verdampfen lassen.
- Die Zwiebel klein schneiden, Knoblauch hacken und mit den Bohnen und Gewürzen bei mittlerer Hitze 8–10 Minuten offen kochen.
- Tomaten achteln, zufügen und weitere 2–3 Minuten mitkochen.
- Reis und Bohnen in einen Teller geben und mit Öl beträufeln und mit frischem Koriander garnieren.

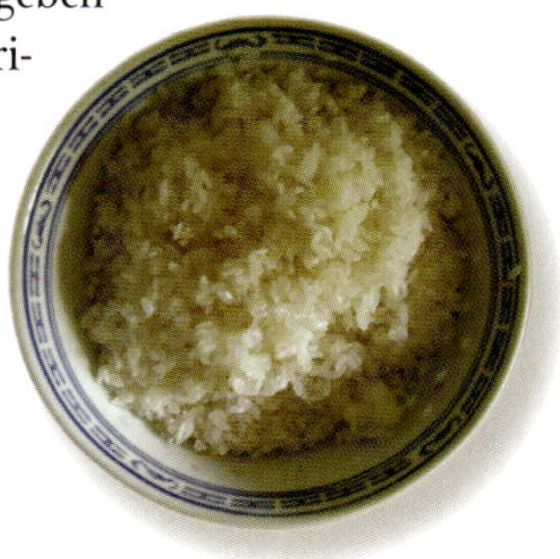

Zutaten

80 g Reis
2 mittelgroße Zwiebeln
2 Knoblauchzehen
1 Dose rote oder weiße Bohnen
Chiligewürz oder 2 Chilischoten
Cayennepfeffer
1 Messerspitze Kumin
1 TL Oregano
Salz
2–3 kleine Tomaten
1 1/2 TL Olivenöl
frischer Koriander

Säfte für den Erdelement-Typ

Säfte aus Obstsorten der Saison eignen sich hervorragend, um hin und wieder eine Abendmahlzeit zu ersetzen. Kleine Mengen hochwertiges Öl oder Sahne fördern die Resorptionen von fettlöslichen Vitaminen und runden den Geschmack ab.

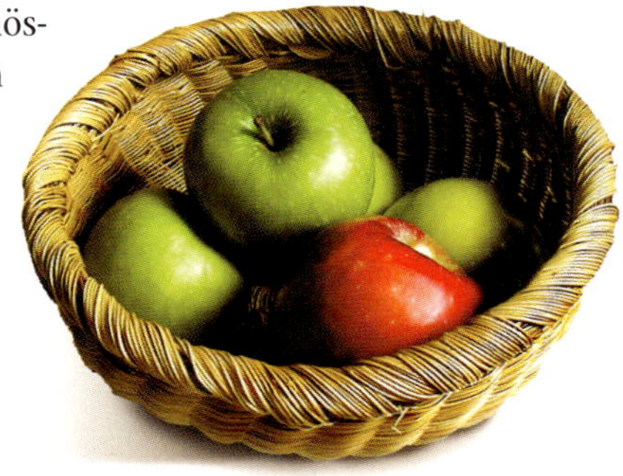

Zutaten
2 Äpfel
$^1/_4$ große Fenchelknolle
1 Stück Ingwer ca. 1 cm

Apfel-Fenchel-Ingwer-Saft

- Äpfel und Fenchelknollen so zerkleinern, dass sie in den Entsafter passen.
- Alle Zutaten in den Entsafter geben und gut mischen.

Zutaten
1 Apfel
5 mittelgroße Möhren
$^1/_2$ Fenchelknolle
1 Stück Ingwer ca. 1 cm

Möhren-Fenchel-Ingwer-Saft

- Äpfel und Fenchelknollen so zerkleinern, dass sie in den Entsafter passen.
- Alle Zutaten in den Entsafter geben und gut mischen.

Zutaten
$^1/_2$ kleine Chilischote
$^1/_2$ mittelgroße Rote Bete
2 Äpfel
2 EL Zitronensaft

Scharfer roter Gemüsesaft

- Die Chilischote zuerst in den Entsafter geben.
- Geschälte Rote Bete, Apfel entsaften.
- Zitronensaft hinzugeben.

Frühstücksrezepte für den Holzelement-Typ

Warme Getreidegerichte

Auch für diesen Übergewichtstyp ist ein warmes Getreidefrühstück der ideale Start in den Tag. Sowohl auf rohes Getreide, d.h. Müslimischungen, als auch auf rohes Obst sollte in jedem Fall verrichtet werden.

Gerstenflocken mit Ingwer

- Flocken, Datteln am Vorabend in Wasser einweichen.
- Am nächsten Morgen mit dem geriebenen Apfel und der geriebenen Ingwerwurzel kurz aufkochen, dabei ständig rühren und dann auf kleine Hitze zurückdrehen.
- Salz und Gewürze hinzufügen, mit saurer Sahne und Ahornsirup abschmecken.

Zutaten
3 EL Gerstenflocken
1 Prise Salz
150 ml Wasser
ca. $1/2$ cm Ingwerwurzel
$1/2$ geriebener Apfel
3 Datteln
1 EL Ahornsirup
1 EL saure Sahne

Pikantes Polentafrühstück mit Kräutern

- Hirse oder Polenta mit dem Schneebesen in die Gemüsebrühe einrühren.
- 5 Minuten bei großer Hitze hochkochen und auf mittlerer Stufe weiter köcheln lassen.
- Nach Geschmack mit den Gewürzen, den Kräutern und dem Sauerrahm beziehungsweise der Crème fraîche verrühren.

Zutaten
3 EL Polenta oder Hirse
120 ml Wasser
Gemüsebrühwürfel (Bioladen)
Salz
Muskat
gemahlener Pfeffer
frische Gartenkräuter oder $1/2$ Päckchen tiefgefrorene Kräuter
1 TL Sauerrahm oder Crème fraîche

Hirsegrieß mit Früchten

Zutaten
100 ml Wasser
50 ml Traubensaft
3 EL Hirsegrieß
1 Prise Ingwerpulver
1 Prise Salz
1 Spritzer Zitronensaft
Obst nach Wahl, jedoch keine Südfrüchte
Ahornsirup nach Bedarf

- Wasser und Traubensaft aufkochen und den Hirsegrieß einrieseln lassen.
- Ingwer, Salz und Zitronensaft hinzufügen.
- Das kleingeschnittene Obst auf den Getreidebrei legen und weitere 10 Minuten mitdämpfen. Man kann das Obst auch in einer kleinen separaten Pfanne dünsten.
- Mit Ahornsirup abschmecken.

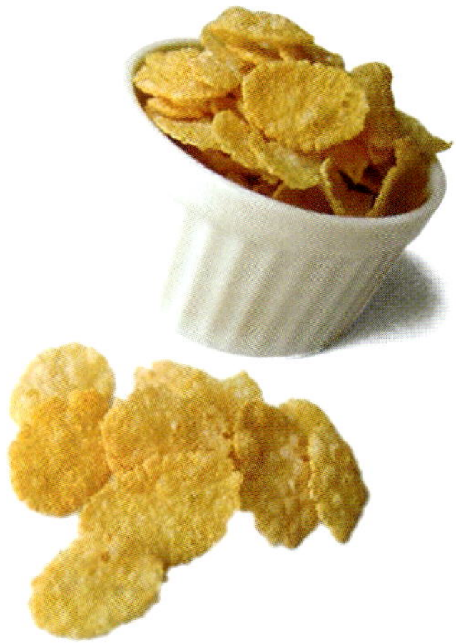

Cornflakes mit Ingwer, Zimt und Anis

Zutaten
4–5 EL Cornflakes (ohne Zucker!)
150 ml Sojamilch
Gewürze (Ingwer, Zimt, Anispulver)
evtl. etwas Ahornsirup

- Cornflakes in eine Schüssel und mit warmer Sojamilch übergießen.
- Mit Gewürzen bestreuen und evtl. etwas mit Ahornsirup nachsüßen.

Info

Cornflakes bestehen aus Maismehl und stärken – sofern sie ohne Zucker sind – die Mitte.

Pikante Hirseschnitten

Zutaten
200 g Hirse
2 Brühwürfel
2 Zwiebeln
4 EL Öl
6 EL Semmelbrösel
gehackte Petersilie
440 ml Wasser
1 Lorbeerblatt
6 EL saure Sahne
6 EL Senf
Butter
Salz und Pfeffer

- Zwiebel klein schneiden und in Öl dünsten.
- Lorbeer, Hirse und Brühwürfel hinzufügen.
- Wasser zugießen und bei kleiner Hitze 20 Minuten kochen.
- Saure Sahne dazugeben und mit Salz und Pfeffer würzen.
- Die Hirse auf einem gebutterten Backblech verteilen und den Senf darauf verteilen.
- Mit Semmelbröseln und Petersilie bestreuen
- Backofen vorheizen und 20 Minuten bei 200 °C backen.

Leckere Brotaufstriche

Die folgenden Brotaufstriche sind als Alternative gedacht, wenn man nicht jeden Morgen ein warmes Getreidegericht essen möchte. Streichen Sie sie auf getoastetes Dinkel- oder Roggenbrot, verzichten Sie aber bitte auf frisches Weizenbrot oder Weizenbrötchen.

Mediterraner Bohnen-Tomaten-Aufstrich

- Bohnen abtropfen lassen und zusammen mit den Tomaten pürieren.
- Knoblauch pressen und hinzufügen.
- Mit den Kräutern, Salz und Pfeffer würzen.

Zutaten

200 g gegarte weiße Bohnen (selber gekocht oder aus Glas bzw. Dose)
4–5 getrocknete Tomaten
1 Knoblauchzehe
1/2 TL frische Rosmarinnadeln oder 1/4 TL getrocknete
1/2 TL Thymian
1/4 TL Oregano
Salz, Pfeffer

Tomaten-Zwiebel-Dip mit Petersilie

- Zwiebel schälen und klein hacken, Petersilie waschen und ebenfalls klein hacken.
- Getrocknete Tomaten abtropfen lassen und ebenfalls klein hacken.
- Alles mit Gemüsebrühe, Senf, Öl und dem Zitronensaft verrühren.
- Mit Salz und Pfeffer abschmecken.

Zutaten

1 rote Zwiebel
einige Petersilienzweige
2 getrocknete, in Öl eingelegte Tomaten
1 EL Kapern
2 EL Gemüsebrühe
1 TL scharfer Senf
1 EL Zitronensaft
1 EL kaltgepresstes Olivenöl

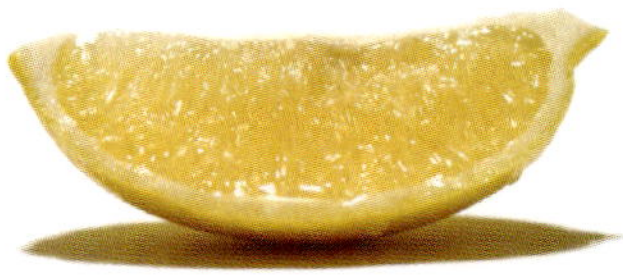

Mittagsgerichte für den Holzelement-Typ

Info

Zwischenmahlzeiten, die auch für den Holzelemente-Typ geeignet sind, finden Sie auf Seite 91.

Menschen des Holztyps sollten besonders auf ausreichend Bitterstoffe in Gewürzen und Gemüsearten in ihrer Ernährung achten: Der bittere Geschmack, beispielsweise von Chicorée oder Radicchio, löst Verdauungsblockaden und stärkt die Stoffwechselprozesse. Auch sollte immer durch einen kleinen Spritzer Zitrone, Weißwein oder natürlichen Obstessig eine leicht saure Komponente im Essen enthalten sein. Sehr scharfe Gewürze wie trockener Ingwer oder Chili sollte der Holzelement-Typ vermeiden.

Fleischgerichte

Hackbällchen mit Zucchinigemüse

Zutaten

1 Scheibe Dinkeltoastbrot
1 Zwiebel
Salz
150 g Rinderhack
70 g Schafskäse
1 Ei
frisch gemahlener Pfeffer
1 EL Oregano
1 TL süße Paprika
200 ml Tomatenpüree aus der Dose
30 ml Gemüsebrühe
1 Bund frische Kräuter (Thymian, Oregano)
300 g Zucchini
1 EL Honig

- Toastbrot in kaltem Wasser einweichen.
- Zwiebel in Würfel schneiden, in siedendem Salzwasser 30 Minuten lang kochen.
- Aus Hackfleisch, 50 g geriebenem Schafskäse, Zwiebel, Ei und dem ausgedrückten Toastbrot einen Hackteig zu bereiten. Mit Salz, Pfeffer, Oregano, Paprika abschmecken.
- Aus dem Teig acht kleine Bällchen formen, auf einen Dämpfeinsatz legen und 20 Minuten bei mittlerer Hitze dämpfen.
- Inzwischen das Tomatenpüree mit der Gemüsebrühe, den Kräutern und dem Salz kochen.
- Zucchini waschen und in dünne Scheiben schneiden.
- Zucchini in die Tomatenbrühe geben und 10 Minuten bei mittlerer Hitze garen. Mit Pfeffer und Honig abschmecken.
- Hackbällchen hinzufügen und mit dem restlichen Schafskäse bestreut servieren.
- Dazu passt Reis.

Putenbrust auf Wintergemüse mit Muskat

- Zwiebel schälen, halbieren und in dünne Spalten schneiden. Den Rosenkohl waschen, putzen und je nach Größe die Röschen halbieren oder vierteln. Die Schwarzwurzeln schälen, schräg in 1 cm dicke Scheiben schneiden.
- Butter in einem Topf erhitzen, Zwiebel und Schwarzwurzeln darin bei schwacher Hitze 3 Minuten leicht anbraten.
- Rosenkohl und 6 El Wasser dazugeben. Das Ganze mit Salz, Pfeffer und Muskatnuss würzen und zugedeckt in 8–10 Minuten bissfest garen.
- In der Zwischenzeit die Putenbrust in Streifen schneiden und mit Pfeffer würzen.
- Öl in einer Pfanne erhitzen, die Fleischstreifen darin in 5 Minuten goldbraun braten. Nur leicht salzen.
- Das Gemüse auf vier Tellern anrichten, die Putenbruststreifen darauf verteilen und sofort servieren.
- Dazu schmeckt Kartoffelpüree oder geröstetes Dinkelbrot.

Zutaten

1 rote Zwiebel
200 g Rosenkohl, Blumenkohl oder Petersilienwurzel
400 g Schwarzwurzeln
1 EL Butter
Salz, Pfeffer, Muskatnuss
250 g Putenbrust
1 EL Rapsöl
1–2 EL Obstessig

Tipp

Muskatnuss sollte stets frisch gerieben werden, nur so bleiben die wertvollen Inhalts- und Aromastoffe erhalten. Geriebenen Muskat nur im luftdichten Behälter aufbewahren.

Gemüsegerichte

Chicorée-Linsen-Gemüse mit Curry

- 500 ml Salzwasser aufkochen. Reis dazugeben und ca. 20 Minuten quellen lassen.
- Chicorée halbieren, Strunk keilförmig herausschneiden und den Chicorée in Stücke schneiden.
- Zwiebel fein würfeln.
- Öl erhitzen, Zwiebel darin anschwitzen, Chicorée zufügen und mitbraten. Mit Curry bestäuben und mit Brühe ablöschen.
- Linsen, Lorbeer und Chili zufügen, ca. 10 Minuten zugedeckt köcheln lassen. Gemüse mit Salz und Zitronensaft abschmecken.
- Gemüse auf dem Reis anrichten.

Zutaten

150 g Basmati-Reis
Salz
2 Kolben Chicorée (je ca. 200 g)
1 mittelgroße Zwiebel
1 EL Öl
1 EL Curry-Pulver
200 ml Gemüsebrühe
200 g rote Linsen
2 Lorbeerblätter
etwas Pfeffer
1 EL Zitronensaft

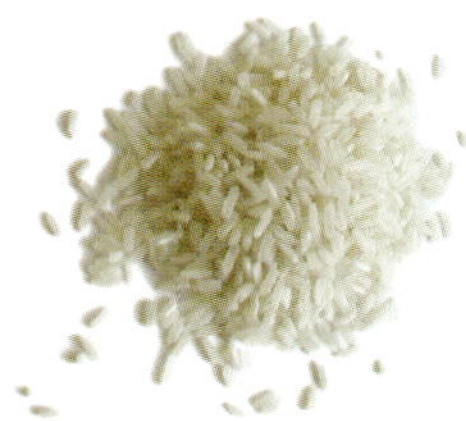

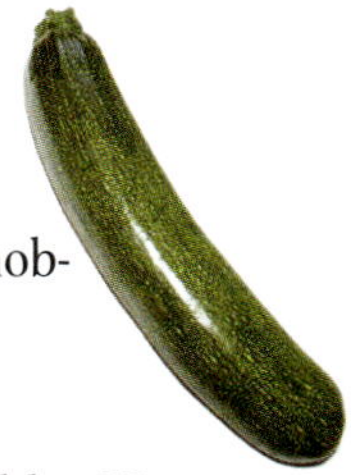

Safran-Couscous mit Möhren

Zutaten
100 g Möhren
1 Zucchino
1 Knoblauchzehe
$^1/_2$ Liter Hühner- oder Gemüsebrühe
Salz
Pfeffer
$^1/_2$ TL Kreuzkümmel
75 g Rosinen
7 Fäden Safran
$^1/_2$ TL Zimt
200 g Couscous
etwas Obstessig

- Möhren und Zucchino putzen und halbieren.
- Knoblauch pressen und etwa $^2/_3$ der Brühe mit dem Knoblauch zum Kochen bringen.
- Mit Salz, Pfeffer und Kreuzkümmel würzen.
- Möhrenhälften hinzugeben und ca. 8 Minuten bei milder Hitze kochen, danach die Zucchinihälften dazugeben und noch weitere 4 Minuten kochen.
- Die restliche Hühnerbrühe mit Rosinen, Safran, Kreuzkümmel, Zimt und Salz aufkochen.
- Den Couscous hineinschütten, die Butter hinzugeben und mit einem Holzlöffel verrühren.
- Mit Deckel verschließen und den Couscous ca. 7 Minuten bei milder Hitze quellen lassen
- Fertigen Couscous auf einer Platte anrichten.
- Gemüse gut abtropfen lassen, die Zucchini schräg halbieren und das Gemüse seitlich neben dem Couscous verteilen.
- Einen $^1/_2$ EL Obstessig zugeben.

Endiviengemüse mit Kartoffeln und Muskat

Zutaten
1 kleiner Endiviensalat
$^1/_2$ EL Butterschmalz
Salz, Pfeffer, Muskat
4 festkochende Kartoffeln
$^1/_4$ Sellerieknolle
1 Zwiebel
wenige Tropfen Zitrone
1 Ei

- Kartoffeln und Sellerie schälen, klein schneiden und ca. 20 Minuten in Salzwasser kochen.
- Abgießen, mit etwas Butterschmalz zu Püree zerstampfen und mit Muskat und Pfeffer würzen.
- Butterschmalz in einem Topf schmelzen, die klein geschnittenen Zwiebeln dazugeben und goldgelb dünsten.
- Den in Streifen geschnittenen Endiviensalat in das heiße Fett geben, bei mittlerer Hitze 5–7 Minuten dünsten und mit Salz, Pfeffer, Zitrone und Muskatnuss würzen.
- 1 Ei braten und mit dem Sellerie-Kartoffelpüree und dem Gemüse anrichten.

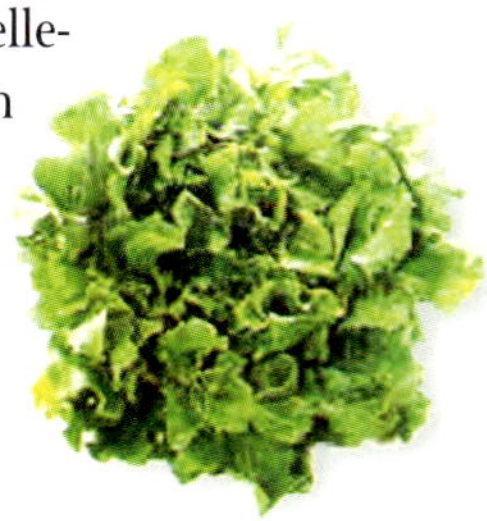

Tipp

Das Gericht schmeckt auch lecker, wenn Sie das Endiviengemüse und das Püree miteinander vermischen.

Hirseschnitten mit Tomaten-Parmesankruste

- Hirse und Lorbeerblatt mit Gemüsefond 30 Minuten einweichen.
- Suppengemüse und Zwiebeln klein schneiden und in Öl glasig dünsten.
- Eingeweichte Hirse zugeben, langsam erhitzen und zugedeckt bei kleiner Hitze 20 Minuten quellen lassen. Die Hirse ist fertig, wenn alle Flüssigkeit aufgesaugt ist.
- Unter die heiße Hirse die Hälfte des Sauerrahms, Zitronensaft, Salz, Pfeffer und Basilikum mischen und Majoran darüberstreuen.
- Hirsemasse auf einem mit Backpapier ausgelegten Backblech verteilen.
- Tomatenmark und den Rest Sauerrahm mischen und mit breitem Pinsel auf die Hirsemasse streichen.
- Parmesan und Semmelbrösel mischen und darüberstreuen.
- Bei 220 °C ca. 15 Minuten überbacken.
- Dazu passt Tomatensoße oder Salat.

Zutaten

200 g Hirse
1 Lorbeerblatt
440 ml Gemüsebrühe
2 Zwiebeln
4 EL Öl
1 Bund Suppengemüse
6 EL saure Sahne
Butter
1 EL Zitronensaft
Salz, Pfeffer
je 1 TL Majoran und Basilikum
6 EL Semmelbrösel
6 EL geriebenen Parmesan
2 EL Tomatenmark

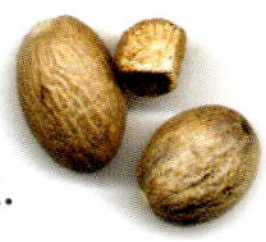

Kartoffelpüree mit Sauerampfer und Muskat

- Kartoffeln schälen, waschen und in Stücke schneiden.
- In Salzwasser etwa 20 Minuten kochen und danach zu Püree zerstampfen.
- Gemüse gründlich waschen und abtropfen lassen.
- Butter beziehungsweise Butterschmalz erhitzen, das Gemüse hinzufügen und garen, bis es zusammengefallen ist.
- Gemüse auf einem Küchenbrett zerkleinern.
- Die Zwiebeln abziehen, in kleine Würfel schneiden und diese goldgelb dünsten.
- Kartoffelbrei und Gemüse hinzufügen und gut vermengen.
- Das Püree mit den Gewürzen abschmecken und Schlagsahne hinzufügen.

Zutaten

500 g Kartoffeln
300 g Sauerampfer
1 TL Butter oder Butterschmalz
2 große Zwiebeln
Meersalz, Pfeffer, geriebene Muskatnuss
60 ml Schlagsahne

Tipp

Statt Sauerampfer kann auch Blattspinat genommen werden.

Mediterraner Kartoffelauflauf mit Radicchio

Zutaten

300 g gekochte Pellkartoffeln
1/2 Tl Butter
1/2 Knoblauchzehe
1 Zwiebel
200 g blanchierter Blattspinat
1 Tomate
1 Radicchio
Salz, Pfeffer, Muskat
1/4 l fettarme Milch
1 Ei
60 g geriebener Käse
einige Tropfen Zitronensaft
2 EL gehackter Basilikum
2 EL gehackter Oregano

- Eine Auflaufform mit Butter ausfetten und den Backofen auf 180 °C (Umluft 170 °C) vorheizen.
- Die Pellkartoffeln schälen und in Scheiben schneiden.
- Die Knoblauchzehen und die Zwiebel schälen und fein hacken.
- Den zuvor kurz abgekochten Spinat grob hacken.
- Die Tomate überbrühen und enthäuten, entkernen und fein würfeln.
- Radicchioblätter waschen und klein schneiden.
- Knoblauch, Kräuter, Zwiebel, Spinat, Salatblätter und Tomaten vermengen und mit Salz und Pfeffer würzen.
- Kartoffelscheiben und die Gemüsemischung in die Auflaufform schichten.
- Milch und Ei verquirlen, den geriebenen Käse einrühren, mit Salz, Pfeffer, Muskat und Zitronensaft mischen und diese Flüssigkeit über den Auflauf gießen.
- Im Backofen etwa 20 Minuten goldgelb backen und mit den Kräutern bestreut servieren.

Tipp

Der Holzelement-Typ sollte Oregano und Basilikum großzügig verwenden.

Chicoréegemüse mit Äpfeln und Kardamom

Zutaten

500 g Chicorée
30 g Butterschmalz
1 säuerlicher Apfel
100 ml Gemüsebrühe
1/2 TL Honig
Salz
Pfeffer
1/2 TL Kurkuma

- Chicorée putzen, längs vierteln und den bitteren Strunk entfernen.
- Butterfett zerlassen und die Chicoréeviertel von allen Seiten anbräunen,
- Apfel schälen, klein schneiden und zu den Chicoréevierteln geben.
- Gemüsebrühe zugießen und 5 Minuten schmoren lassen.
- Mit Salz, Pfeffer, Kurkuma und Honig abschmecken.

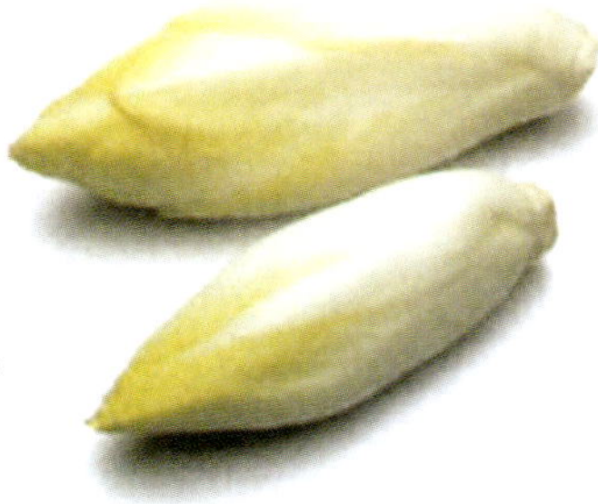

Tipp

Chicorée eignet sich besonders für gestresste Menschen. Aufgestaute Energie im Holzelement kommt wieder in Fluss.

Fenchel-Basilikumgemüse mit Oliven

- Die Kartoffeln 20 Minuten in Wasser kochen, schälen und in kleine Würfel schneiden.
- Fenchel waschen, halbieren und in schmale Streifen schneiden.
- In einem EL Öl zusammen mit den Kartoffeln andünsten.
- Mit 200 ml Weißwein ablöschen, ca. 5 Minuten köcheln lassen.
- Saure Sahne, Oliven, Majoran, Basilikum und Fenchelsamen hinzugeben und ohne Deckel auf kleiner Flamme einkochen lassen, bis die Soße angedickt ist.
- Mit Honig, Salz und Pfeffer abschmecken.

Zutaten

4 mittelgroße Kartoffeln
2 Fenchelknollen
1 EL Öl
200 ml Weißwein
50 g schwarze Oliven
2 EL Fenchelsamen zerstoßen
$\frac{1}{2}$ Bund frischer Basilikum
$\frac{1}{2}$ TL Honig
1 EL saure Sahne
Salz
Pfeffer, frisch gemahlen

Tipp

Fenchelgemüse eignet sich für beide Typen hervorragend zur Gewichtsreduktion, allerdings sollte der Erdtyp auf die Oliven verzichten.

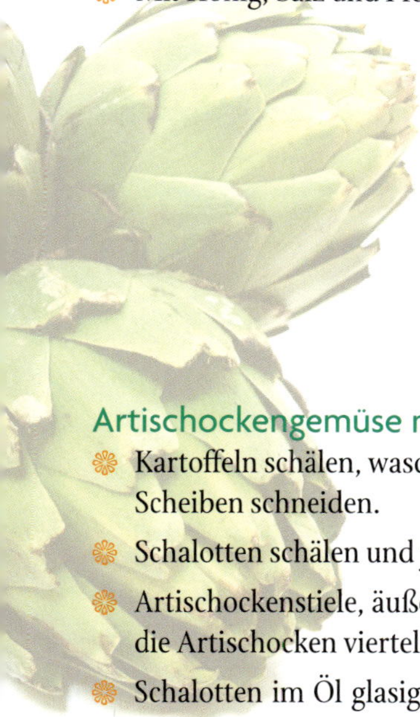

Artischockengemüse mit Kartoffeln

- Kartoffeln schälen, waschen, halbieren und gar kochen. Danach in Scheiben schneiden.
- Schalotten schälen und je nach Größe halbieren.
- Artischockenstiele, äußere Blätter und Blattspitzen entfernen und die Artischocken vierteln.
- Schalotten im Öl glasig anbraten und nach 10 Minuten die Artischockenviertel hinzufügen.
- Wein, Honig und die Brühe mischen und dazugießen.
- 40 Minuten gar kochen.
- Die Kartoffelscheiben vorsichtig hinzufügen und mit Pfeffer und Salz würzen.

Zutaten

300 g Kartoffeln
5 Schalotten
2 Artischocken
2 EL Olivenöl
1 TL Honig
150 ml Weißwein
100 ml Brühe
Pfeffer und Salz

Tipp

Artischocken wirken positiv auf den Fettstoffwechsel und senken erhöhtes Cholesterin.

Abendrezepte für den Holzelement-Typ

Zutaten
1 Staudensellerie
350 g Kartoffeln
1 EL Olivenöl
600 ml Gemüsebrühe
Jodsalz
Pfeffer aus der Mühle
60 g Basmatireis
1 Bund frische Minze
Kurkuma nach Geschmack

Tipp

Pfefferminze beruhigt den Magen und kann auch als Tee getrunken werden.

Sellerie-Minz-Suppe mit Reis

- Sellerie waschen und klein schneiden, Kartoffeln schälen und würfeln.
- Öl in einem Topf erhitzen und Kartoffeln und Sellerie darin andünsten.
- Mit Brühe abgießen, aufkochen und mit Salz und Pfeffer würzen.
- Ca. 15 Minuten kochen lassen und danach die Suppe leicht pürieren.
- In der Zwischenzeit den Reis in etwas Salzwasser garen.
- Minze waschen, grob hacken und mit dem gekochten Reis zur Suppe geben.
- Mit frischer Minze und Kurkuma bestreuen.

Zutaten
200 g Spinat tiefgekühlt oder
750 g frischer Spinat
1 TL Butter
1 Zwiebel
2 Prisen Kardamom
$^1/_2$ l Gemüsebrühe
2 EL Sahne
1 EL Zitronensaft
Jodsalz
Pfeffer aus der Mühle
frisch geriebener Muskat

Info

Da Spinat aus konventionellem Anbau häufig viel Nitrat enthält, sollte man Spinat aus biologischem Anbau vorziehen. Dieser ist ebenfalls tiefgekühlt erhältlich.

Spinatsuppe mit Muskat

- Den Spinat verlesen und waschen; die groben Stiele entfernen und die Spinatblätter fein hacken.
- Die Zwiebel schälen und klein hacken.
- Die Butter in einem Topf erhitzen, die Zwiebelwürfel hineingeben und bei schwacher Hitze mit etwas Brühe dünsten.
- Die Spinatblätter hinzugeben und weitere 5 Minuten dünsten.
- Mit der restlichen Brühe auffüllen und zum Kochen bringen.
- Mit dem Pürierstab pürieren.
- Die Sahne mit dem Zitronensaft unterrühren und die Suppe mit Salz, Pfeffer und Muskat abschmecken.

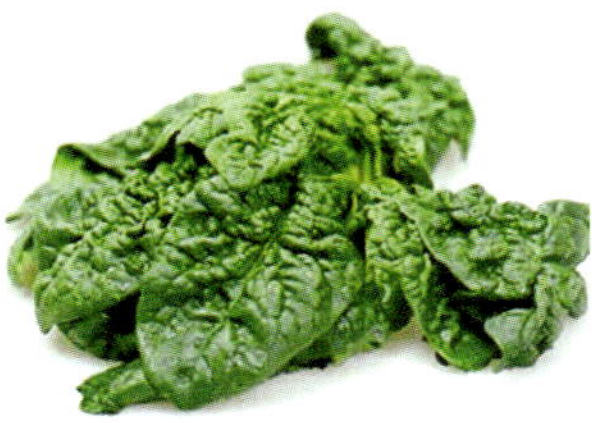

Tomaten-Basilikum-Suppe

- Zwiebeln schälen und würfeln, Chili waschen, entkernen und klein hacken.
- Öl in einem Topf erhitzen. Zwiebeln und Chili darin andünsten.
- Tomaten dazugeben, mit einer Gabel zerdrücken.
- Aufkochen lassen. Würzen, etwa 10 Minuten kochen lassen. Suppe pürieren.
- Basilikum klein schneiden und zusammen mit Crème fraîche unterrühren.
- Suppe mit Pinienkernen und Parmesan bestreuen und servieren.

Zutaten
3 Zwiebeln
1 rote Chili
1 EL Olivenöl
2 große Dosen Tomaten
Salz
Pfeffer aus der Mühle
30 g Crème fraîche
1 Töpfchen Basilikum
20 g Pinienkerne
20 g Parmesan

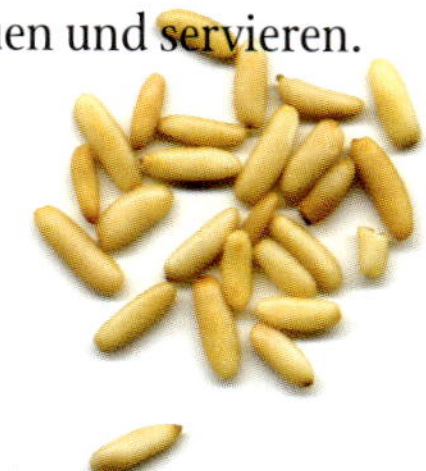

Sauerkrautsuppe

- Frühlingszwiebeln waschen. Die weißen Teile beiseite legen und das Grüne fein schneiden.
- Sauerkraut zerdrücken und 1 EL beiseite legen.
- Öl in einem Topf erhitzen. Die geschnittenen Zwiebeln und das Sauerkraut darin andünsten, mit der Brühe aufgießen und zum Kochen bringen.
- Kartoffel schälen und zerdrücken und zugeben.
- Mit Salz, Pfeffer und Kümmel abschmecken
- Suppe bei mittlerer Hitze zugedeckt ca. 1 Minuten köcheln lassen.
- Die beiseite gelegten weißen Teile der Frühlingszwiebeln in Ringe schneiden und mit der sauren Sahne und dem restlichen Sauerkraut vermischen.
- Suppe mit Honig abschmecken und in Teller füllen.
- Jeweils einen Löffel der Sauerkraut-Sahne-Mischung darauf verteilen und mit Paprikapulver bestreuen.

Zutaten
1/2 Bund Frühlingszwiebeln
200 g frisches Sauerkraut
1/2 EL Rapsöl
1/2 l Gemüsebrühe
1 gekochte Kartoffel
Salz, frischer Pfeffer
1 Tl Kümmel
1 Lorbeerblatt
3 Wacholderbeeren
75 g saure Sahne
1/2 TL Honig
1/2 TL Paprikapulver

Tipp

Sauerkraut beruhigt den Magen und Lorbeer, Wacholder und Kümmel machen die Suppe noch bekömmlicher.

Pastinaken-Möhren-Hirseauflauf mit Curry

Zutaten

150 g Hirse
100 ml Gemüsebrühe
2 Zwiebeln
400 g Pastinaken
300 g Möhren
2 EL Butterschmalz
Zitronensaft
50 g Quark oder Frischkäse
Fett für die Form
2 Eier
Salz, Pfeffer,
4 Msp. Muskat
1 TL Currypulver
1/2 TL Kurkuma
50 g geriebener Käse
gehackte Petersilie

- Hirse in der Gemüsebrühe aufkochen lassen
- Bei geschlossenem Topf und bei geringer Hitze 10 Minuten garen, dann Herd ausschalten und weitere 20 Minuten quellen lassen.
- Den Backofen auf 220 °C vorheizen.
- Zwiebeln, Pastinaken und Möhren schälen beziehungsweise putzen, klein schneiden und in Butterschmalz andünsten.
- Die Hirse mit dem Quark und den Eiern verrühren, mit Gewürzen abschmecken.
- Eine Auflaufform einfetten und abwechselnd mit Gemüse und Hirse füllen.
- Mit Käse bestreuen und 20 Minuten lang backen.
- Mit Petersilie bestreuen.

Info

Besonders bei Stress wirkt Hirse ausgleichend.

Brennnesselsuppe

Zutaten

2 Zwiebeln
1 EL Butter
1 l Wasser
400 g Brennnesselblätter
Salz, Pfeffer
1 TL Crème fraîche

- Die Zwiebeln schälen und fein hacken.
- Butter zerlassen und die Zwiebeln darin andünsten.
- Brennnesselblätter in dem Wasser zum Kochen bringen und 7 Minuten köcheln lassen.
- Im Mixer pürieren.
- Mit Salz, Pfeffer und Crème fraîche abschmecken.

Info

Brennnessel schmeckt ähnlich wie Spinat. Sie können Brennnesselblätter im Frühjahr im Wald pflücken, jedoch wegen möglicher Schadstoffbelastung nicht an Straßen und Wegen. Benutzt werden die kleinen Blätter, die extrem mineralstoff- und vitaminreich sind.

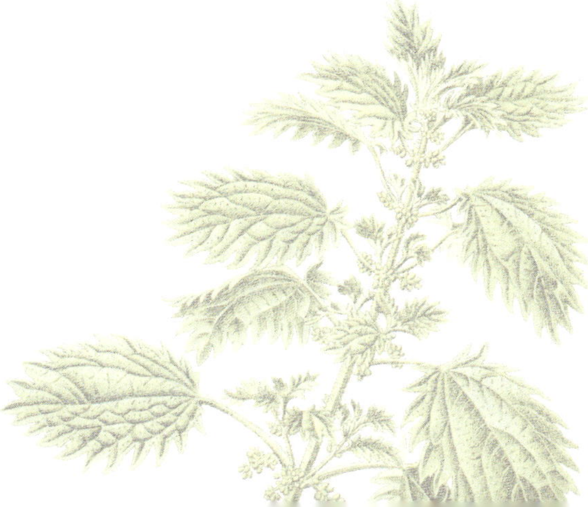

Chicorée-Brokkoli-Auflauf mit Muskat und Kümmel

- Brokkoli putzen, waschen, in Röschen zerteilen, den Strunk kreuzförmig einschneiden und in der Gemüsebrühe blanchieren (= kurz aufkochen).
- Chicorée waschen, halbieren, das Innere entfernen und die Blätter in Streifen schneiden.
- Die Zwiebel und den Lachsschinken klein schneiden
- 1 EL ÖL in einem Topf erhitzen, die Zwiebel darin andünsten, das Gemüse dazugeben und wenige Minuten mit dünsten.
- Mit Meersalz, Pfeffer, Muskat abschmecken und die Petersilie unterziehen.
- Eine Auflaufform einfetten und alles hineingeben.
- Eiklar, Milch und Kurkuma verquirlen und darübergießen.
- Den Auflauf 40 Minuten bei 200 °C backen.

Zutaten
200 g Brokkoli
1/8 Liter Gemüsebrühe
1 Chicorée
1 Zwiebel
4 Scheiben Lachsschinken
1 EL Öl
Meersalz
Pfeffer
Muskat
Kümmelpulver
2 EL gehackte Petersilie
3 Eiklar
100 ml fettarme Milch
1 Prise Kurkuma

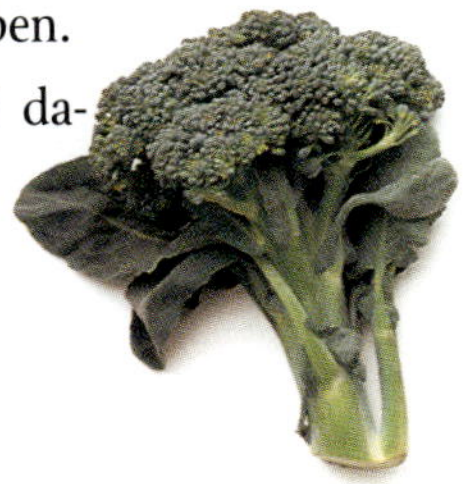

Schnelle Selleriesuppe mit Curry

- Sellerieknolle, Pastinaken und Möhren schälen und klein schneiden
- In dem Wasser ca. 10 Minuten kochen und passieren oder pürieren.
- Mit Jogurt und Honig vermischen und mit den Gewürzen abschmecken.
- Mit Crème fraîche garnieren und servieren.

Zutaten
1 mittelgroße Sellerieknolle
1 kleine Pastinake
5 mittelgroße Möhren
1 l Wasser
150 ml Jogurt
1 TL Honig oder Rübenkraut
1/2 TL Kreuzkümmel
Salz
1/2 TL milder oder mittelscharfer Curry
1 TL Crème fraîche

Bohnensuppe mit Löwenzahn

- Die dicken Bohnen in einem Topf mit der Brühe zum Kochen bringen und zugedeckt ca. 15 Minuten kochen, bis sie weich sind.
- Löwenzahn waschen und die Blätter grob hacken.
- Zwiebel und Knoblauch schälen und fein hacken und in dem Öl glasig dünsten.
- Löwenzahn dazugeben, salzen, pfeffern und zugedeckt bei mittlerer Hitze 5 Minuten dünsten.

Zutaten
300 g enthülste dicke Bohnen (frisch oder tiefgekühlt)
1/2 l Gemüsebrühe
250 g Löwenzahn
1 Zwiebel
1/2 TL Bohnenkraut
1 Knoblauchzehen
1 EL Olivenöl
Salz, Pfeffer, Muskatnuss
1 EL saure Sahne

Info

Löwenzahn schmeckt aromatisch-bitter und kann Salaten und Suppen zugegeben werden.

- 4 EL vom Löwenzahn und einige Bohnen abnehmen und beiseite legen.
- Den restlichen Löwenzahn in die Bohnensuppe geben, alles pürieren und mit Salz, Pfeffer, Bohnenkraut und Muskat würzen.
- Die ganzen Bohnen und die 4 EL Löwenzahn unterrühren, auf Teller verteilen und mit saurer Sahne garnieren.

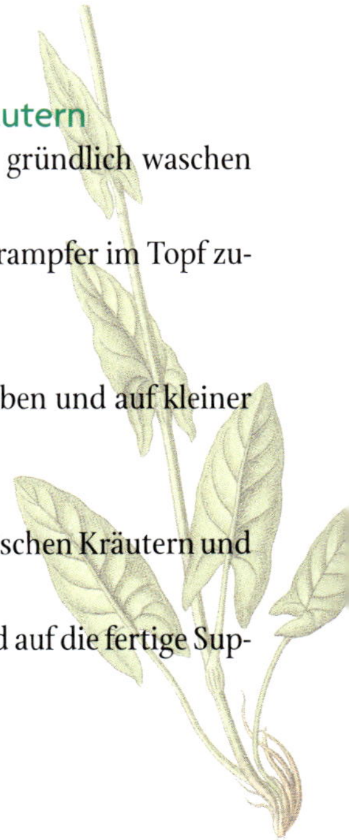

Sauerampfersuppe mit aromatischen Kräutern

Zutaten

2–3 Bund Sauerampfer
2 EL Sonnenblumenöl
1 Prise Rohrzucker
1 l Gemüse- oder Fleischbrühe (selbstgemacht oder alternativ 2 Würfel)
1 große Kartoffel (mehlig kochend)
1 TL saure Sahne
1 TL Crème fraîche
1 EL Zitronensaft
1 Bund Petersilie
50 g Kerbel
1 Bund Dill
1 kleine Prise Paprikapulver
Meersalz
schwarzer Pfeffer aus der Mühle

- Vom Sauerampfer die festen Stiele entfernen, gründlich waschen und klein schneiden.
- In einem Topf etwas Öl erhitzen und den Sauerampfer im Topf zusammenfallen lassen.
- Mit Gemüsebrühe oder Fonds abgießen.
- Kartoffeln in dünne Scheiben schneiden, zugeben und auf kleiner Stufe ca. 30 Minuten köcheln lassen.
- Die Suppe mit einem Pürierstab pürieren.
- Mit Salz, Pfeffer, Rohrzucker, den gehackten frischen Kräutern und dem Paprikapulver abschmecken.
- Crème fraîche und saure Sahne vermischen und auf die fertige Suppe geben.

Polentaschnitten

Zutaten

700 ml Wasser
1 Tl Salz
1/2 EL Butter
250 g Polenta (Maisgrieß)
1 Prise Muskat

- Wasser mit Salz und Butter zum Kochen bringen und Polenta einrühren.
- Hitze zurückdrehen und alles unter ständigem Umrühren ca. 20 Minuten bei geringer Hitze köcheln lassen.
- In eine kalte Form füllen und mit einem in Wasser getauchten Abzieher glatt streichen.
- Sobald die Masse durchgekühlt und fest ist aus der Form stürzen und in Stücke schneiden.

Info

Polentaschnitten schmecken süß mit Ahornsirup und Fruchtmus, aber auch zu Gemüse und Fleisch.

Säfte für den Holzelement-Typ

Säfte erfrischen und sättigen. Besonders für den Holzelement-Typ, der dazu neigt, abends große Mengen zu essen, eignen sich Säfte zur Unterstützung der Gewichtsreduktion. Damit der Körper die fettlöslichen Vitamine aufnehmen kann, sollte zu jedem Saft nach Geschmack etwas Sauerrahm, Sahne oder mildes Olivenöl zugegeben werden.

Apfel-Sellerie-Ingwer-Saft

- Äpfel und Staudensellerie so zerkleinern, dass sie in den Entsafter passen.
- Alle Zutaten in den Entsafter geben und gut mischen.

Zutaten
2 Äpfel
1 Stange Staudensellerie mit Blättern
1 Stück Ingwer, ca. 1 cm

Zitronen-Apfel-Möhren-Saft

- Alle Zutaten so zerkleinern, dass sie in den Entsafter passen.
- In den Entsafter geben und gut mischen.

Zutaten
5 mittelgroße Möhren
1 ganze Zitrone
1 Apfel

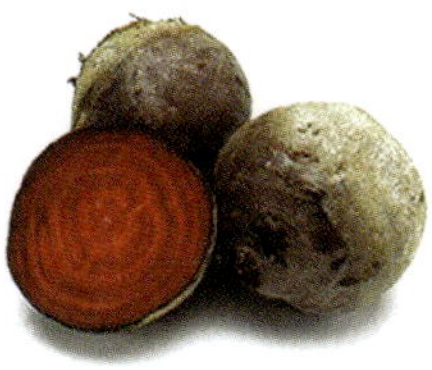

Artischocken-Rote-Bete-Apfel-Saft

- Die harten Außenblätter der Artischocke entfernen und die Artischocke klein schneiden.
- Alle anderen Zutaten ebenfalls so zerkleinern, dass sie in den Entsafter passen.
- In den Entsafter geben und gut mischen.

Zutaten
1 kleine Artischocke
$^1/_2$ kleine Rote Bete
1 Apfel

Tomaten-Sellerie-Saft

- Sellerie entsaften und mit dem Tomatensaft mischen.
- Nach Geschmack frischen Pfeffer und Salz zugeben.

Zutaten
1 Stange Staudensellerie
180 ml Bio-Tomatensaft
Salz, Pfeffer

Variationen für beide Typen

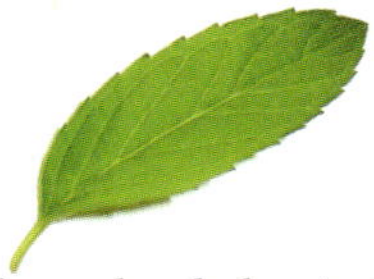

Buntes Hühnchen-Couscous mit Minze

Zutaten
2 EL Sonnenblumenöl
4 Hühnchenschenkel
2 Zwiebeln, fein gehackt
2 Knoblauchzehen, zerdrückt
1 EL geriebene Ingwerwurzel
$^1/_2$ TL gemahlener Kardamom
$^1/_2$ TL gemahlener Kurkuma
1 Prise Salz
1 EL frisch gepresster Zitronensaft
300 ml Wasser
Salz, Pfeffer
frische Minze zum Garnieren

Für den Couscous:
350 g Couscous
1 TL Salz
350 ml Wasser
2 TL Zucker
2 EL Sonnenblumenöl
$^1/_2$ TL gemahlener Zimt
$^1/_2$ TL gemahlener Ingwer
2 EL Sultaninen
50 g geschälte Mandeln
3 EL gehackte Pistazien
2 TL Honig
3–5 Blätter frische Minze

- Öl in einer Pfanne erhitzen und die Hühnchenschenkel mit der Haut nach unten 3–4 Minuten anbraten, bis die Haut gebräunt ist.
- Zwiebeln, Knoblauch, Ingwer, Gewürze, Salz, Zitronensaft und Wasser dazugießen. Zugedeckt zum Kochen bringen, Hitze reduzieren und etwa 30 Minuten köcheln lassen.
- In der Zwischenzeit den Couscous mit dem Salz in eine Schüssel geben, mit 350 ml Wasser bedecken, umrühren und 5 Minuten quellen lassen.
- Zucker, 1 El Öl, Zimt, Ingwer und Sultaninen hinzufügen und gut verrühren.
- Die Mandeln hacken und in 1 El Öl in der Pfanne hellbraun rösten.
- Zusammen mit den Pistazien unter den Couscous rühren.
- Einen Dampfeinsatz mit Pergamentpapier auslegen und den Couscous hineingeben. Den Einsatz auf die Pfanne mit dem Huhn oder auf einen Topf mit kochendem Wasser setzen und den Couscous 10 Minuten dämpfen.
- Den Dampfeinsatz abnehmen und zudecken. Den Honig in die Flüssigkeit der Pfanne rühren und 3–4 Minuten kochen lassen.
- Den Couscous auf einer vorgewärmten Platte anrichten. Das Huhn mit etwas Soße beträufeln und obenauf legen.
- Mit Minze garnieren und die restliche Soße dazu reichen.

Für den Erd-Typ: Mehr Zwiebel, Knoblauch, Zimt und Ingwer nach Geschmack

Für den Holz-Typ: Mehr Kurkuma, Kardamom und frische Minze nach Geschmack

Scharfe Arabische Linsensuppe mit Rindfleisch

- Linsen in Wasser über Nacht einweichen.
- Fleisch in Streifen oder Würfel schneiden und mit der in Scheiben geschnittenen Zitrone in eine Schüssel geben.
- Öl mit Koriander und Kurkuma verrühren, über das Fleisch gießen und ca. 30 Minuten durchziehen lassen.
- Fleisch und Zitrone kurz anbraten, herausnehmen.
- Linsen mit Flüssigkeit zum Bratfett geben und zum Kochen bringen. Etwas Salz dazugeben und ca. 20 Minuten kochen lassen.
- Geschälte Möhren der Länge nach vierteln, geschälte Schalotten halbieren, Chilischoten halbieren und entkernen.
- Dieses Gemüse, das Fleisch und so viel Brühe zu den Linsen geben, dass die Suppe nicht zu dünn wird.
- Im geschlossenen Topf ca. 20 Minuten weiter kochen.
- Abgetropften Kürbis hinzugeben und die Suppe mit Salz und Pfeffer abschmecken.

Zutaten
100 g braune Linsen
400 ml Wasser
200 g mageres Rindfleisch
1/2 unbehandelte Zitrone
1 1/2 EL Öl
3TL gemahlener Koriander
1 TL Kurkuma
150 g Möhren
50 g Schalotten
1/2 l Gemüsebrühe
frisch gemahlener Pfeffer
1–2 Chilischoten
1 Glas eingelegter Kürbis
(200 g Abtropfgewicht)

Für den Erd-Typ: Pfeffer oder Chili nach Geschmack

Für den Holz-Typ: Kardamom verwenden, besser Pfeffer statt Chili benutzen, das Fleisch nicht braten, sondern einfach mitkochen

Chicoréeblätter mit Schafskäse

- Chicorée halbieren, vom Strunk befreien und in dem Wasser mit Essig und etwas Salz 3 Minuten blanchieren.
- Herausnehmen, abtropfen lassen, in eine feuerfeste, leicht gebutterte Form legen und mit Paprikapulver würzen
- Backofen auf 150 °C vorheizen.
- Je 1 TL Pesto auf die Chicoréehälften geben, Semmelbrösel darüber streuen und mit Pfeffer würzen
- Die Schalotte schälen, in kleine Scheiben schneiden und mit dem Schafskäse und 2 langen, feinen Zitronenstreifen auf dem Chicorée verteilen.
- 20 Minuten im Ofen überbacken und am Ende nach Geschmack frischen Pfeffer darübermahlen. Dazu passt Reis.

Zutaten
2 Chicorée
1 EL Zitronensaft
1/2 Liter Wasser
1 Prise süßes Paprikapulver
2 TL Basilikum- oder Bärlauchpesto
etwas Butter für die Form
2 EL Semmelbrösel
1 Schalotte
100 g Schafskäse
(kein Kuhmilchfeta!)
1 unbehandelte Zitrone
1 Spritzer Essig
frisch gemahlener Pfeffer

Linsen-Möhrensuppe

Zutaten
1 kleine Zwiebel
1/2 Bund frischer Liebstöckel
1/2 unbehandelte Zitrone
2 EL Olivenöl
1/2 TL gemahlener Koriander
1/4 TL Kreuzkümmel
1/4 TL Kurkuma
1/4 TL Ingwerpulver oder
1 cm frisch geriebene Ingwerknolle
1 l Gemüsebrühe
50 ml saure Sahne
150 g Möhren
200 g rote Linsen
Salz, Pfeffer

- Die Zwiebel fein hacken, Zitrone waschen und ein ca. 2 x 2 cm großes Stück aus der Schale schneiden, die restliche halbe Zitrone auspressen.
- Öl erhitzen und Zwiebel glasig dünsten, die Gewürze dazurühren, die Brühe aufgießen.

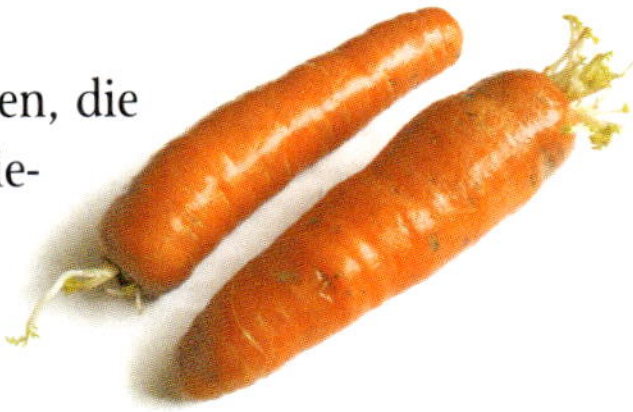

- Zitronenschale, gewürfelte Möhren und Linsen zufügen.
- Ca. 25 Minuten kochen, bis die Linsen weich sind.
- Die saure Sahne mit dem Zitronensaft mischen und zu den Linsen geben.
- Zitronenschale entfernen und den gehackten Liebstöckel unterrühren.

Für den Erd-Typ: Mehr Ingwer nach Geschmack, Chili frisch oder getrocknet zugeben.

Für den Holz-Typ: Mehr Koriander und Kardamom nach Geschmack, frische Minze zugeben

Gewürzter Reis

Zutaten
100 g Reis
1 Liter Wasser
1 Stange Zimt
2 Kapseln Kardamom, leicht eingedrückt
1 Gewürznelke
1/2 TL Kurkuma

- Reis waschen, bis das Wasser klar ist.
- Wasser mit Salz, Zimt, Kardamom und Nelken aufkochen, Reis und Kurkuma zugeben.
- Hitze reduzieren und bei mittlerer Hitze 10 Minuten garen.

Soßenvariationen für verschiedene Gerichte

- Kartoffeln, Zwiebeln, Möhren bzw. die anderen Gemüsesorten schälen und klein schneiden. In einen Topf geben, mit der Gemüsebrühe aufgießen und 20–30 Minuten kochen lassen.
- Pürieren, mit Sahne oder Butter oder Sauerrahm verfeinern und mit Salz, Pfeffer und Zitrone würzen.

Variationen

- Möhrensoße: 150 g Möhren mehr mitkochen
- Rote-Bete-Soße: 50 g Rote Bete mitkochen
- Kräutersoße: verschiedene Kräuter (z. B. Dill, Schnittlauch, Petersilie) zufügen
- Basilikumsoße: frischen Basilikum und 1 EL Tomatenmark zufügen

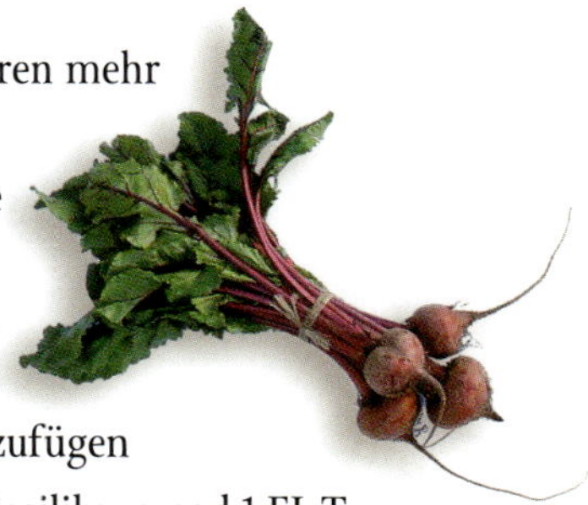

Zutaten

100 g Kartoffeln
50 g Zwiebeln
50 g Möhren oder Kohlrabi oder Sellerie
nach Geschmack
$^1/_2$ l Gemüsebrühe
Sahne oder Butter oder Sauerrahm

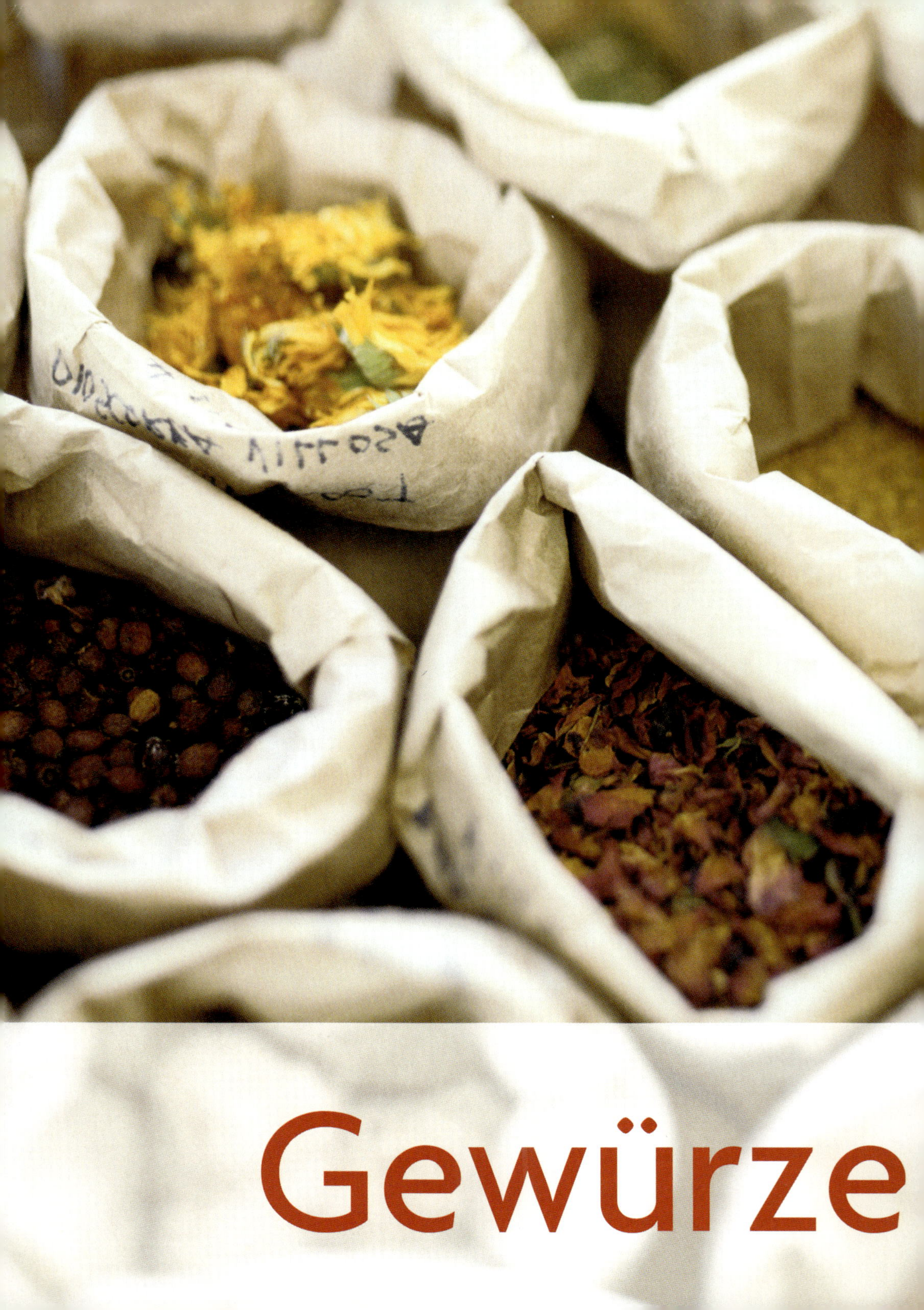

Gewürze

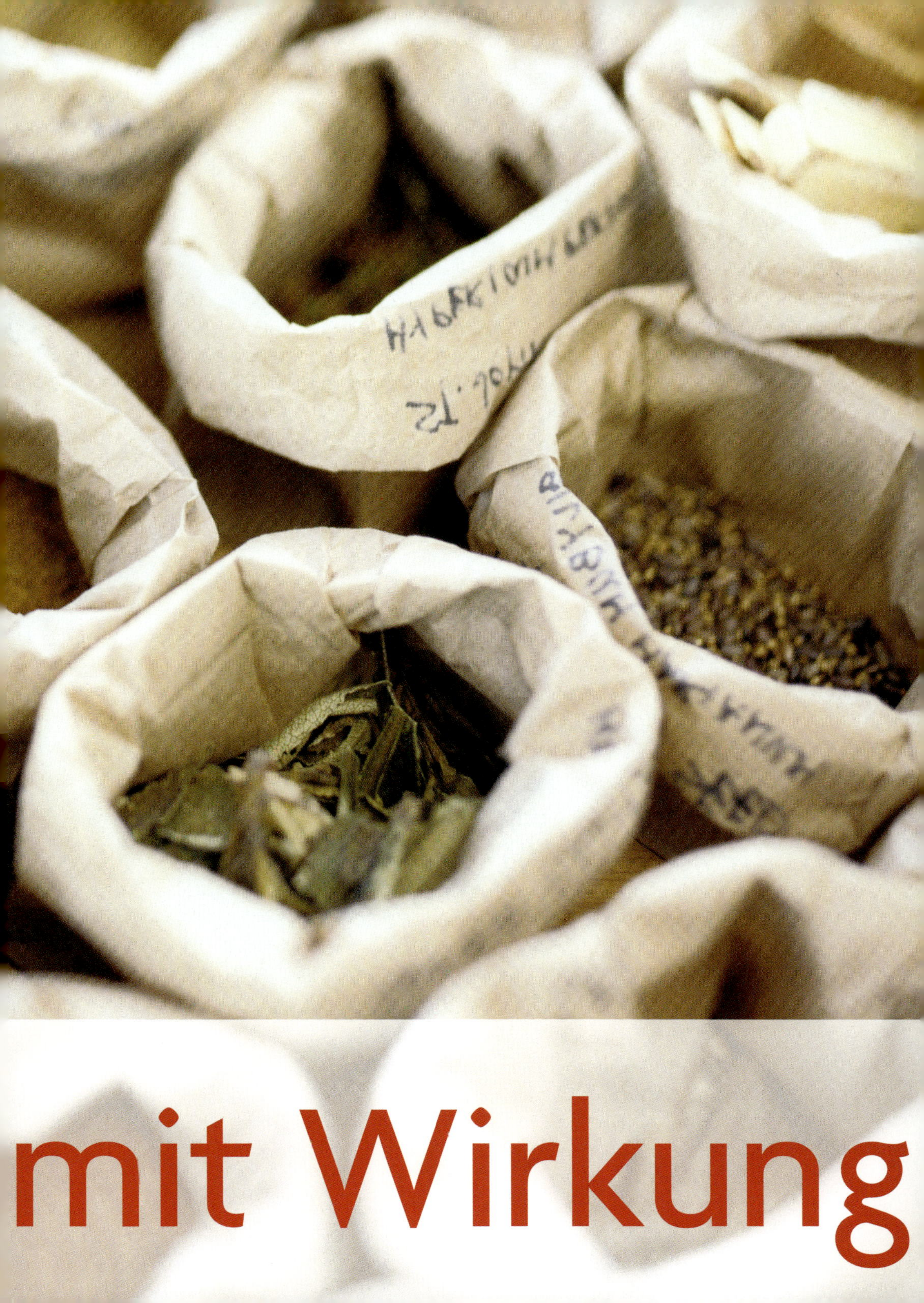
mit Wirkung

Wie Gewürze wirken

Info

Gewürze enthalten viele unterschiedliche wirksame Inhaltstoffe – erst das Zusammenspiel macht die Wirkung!

Die Wirkung von Gewürzen ist nicht einzelnen Stoffen zuzuschreiben, dazu sind es zu viele Einzelbestandteile: In manchen Gewürzen finden sich bis zu 300 wirksame Stoffe. Erst das Zusammenspiel der unterschiedlichen Substanzen macht die Gesamtwirkung aus. Eine isolierte Substanz aus dem Gewürz hätte nie die umfassende Wirkung wie alle Bestandteile zusammen.

Gewürze können durch ihre chemischen Inhaltsstoffe im Körper Reaktionen auslösen, die z. B. die Verdauung und den Stoffwechsel anregen. Scharfe Gewürze fördern die Verdauung und sie helfen, Fett abzubauen, wenn das Stoffwechselfeuer zu schwach ist. Der scharfe Geschmack wird dem Metall zugeordnet, welches das Nierenelement und somit das Nierenfeuer unterstützt. Ingwer, Chilis, Paprika, Gelbwurz, Radieschen und Rettich sind scharf und damit ideal für den Erdelement-Typ (siehe auch Seite 67): Scharfes erhitzt den Körper, diesen Effekt hat bereits jeder einmal bei einer sehr scharfen Mahlzeit verspürt. Der scharfe Bestandteil im Chili enthält Capsicain, das die Gefäße erweitert und die Pulsfrequenz erhöht. Dadurch werden Durchblutung und Energieumsatz verbessert.

Tipp

Durch kleine Mengen eines aromatischen Gewürzes durchzieht ein bestimmter Geschmack das ganze Gericht. und gibt ihm seine spezielle Note.

Für den Holzelement-Typ sind scharfe Gewürze jedoch nicht geeignet, da bei diesem Typ bereits eine innere Hitze besteht. Hier sollten eher etwas mildere Gewürze eingesetzt werden, die die Energie im Körper verteilen (siehe Seite 77).

Viele Gewürze enthalten aufgrund von Bitter- und Gerbstoffen eine bittere Komponente. Aromatisch-bittere Kräuter unterstützen bei einer schweren Mahlzeit die Verdauung und führen so schneller zu einem Gefühl der Sättigung.

Aroma, Geschmack und heilende Wirkung der Gewürze beruhen auf sekundären Pflanzenstoffen. Dazu gehören beispielsweise Sulfide in Knoblauch und Zwiebeln, Monoterpene im Kümmel oder Glukosinolate in der Gartenkresse. Aber auch die Färbung der Gemüse wird durch sekundäre Pflanzenstoffe (Carotinoide) verursacht.

Sekundäre Pflanzenstoffe

Die Erforschung der Heilwirkung von Lebensmitteln begann im Westen erst Anfang der 90er Jahre. In vielen Untersuchungen fand man bis heute tausende von Stoffen in pflanzlichen Nahrungsmitteln, die alle auf eine ganz bestimmte Art und Weise wirken. Diese Stoffe werden als sekundäre Pflanzenstoffe bezeichnet. Sie schützen die Pflanzen beispielsweise vor Insektenfraß oder verleihen ihnen die Färbung. Zu ihnen gehören Farb-, Aroma- und andere chemisch wirksame Stoffe.

Für unseren Stoffwechsel liefern die Nährstoffe (Kohlenhydrate, Fette, Eiweiß) die Struktur und die Energie für unseren Stoffwechsel. Die sekundären Pflanzenstoffe unterstützen diese Abläufe, wirken immunstimulierend, antibakteriell und antioxidativ, d. h. sie wirken schädigenden Prozessen in Zellen entgegen und schützen sie.

Farbstoffe, die Gemüse gelb, rot oder orange färben, sind z. B. in Karotten, Paprika und Tomaten enthalten und verstärken die Wirkung von Vitamin C. Neben diesen Carotinoiden enthalten beispielsweise Karotten auch Polyphenole, die unter anderem einen Schutz vor Krebs bieten. Polyphenole vertragen Hitze und sind auch noch in einer pürierten Suppe wirksam.

Pflanzen enthalten um so mehr wertvolle Stoffe, je natürlicher die Aufzucht der Pflanzen ist. Leider ist der Gehalt dieser Stoffe in vielen Nahrungsmitteln aus dem Supermarkt durch Züchtung, gentechnische Veränderung, Düngung, Pflanzenschutz, Konservierung und Verarbeitung gering.

Tipp

Große Mengen von sekundären Pflanzenstoffen finden sich in allen Gemüse- und Obstsorten sowie in allen Gewürzen.

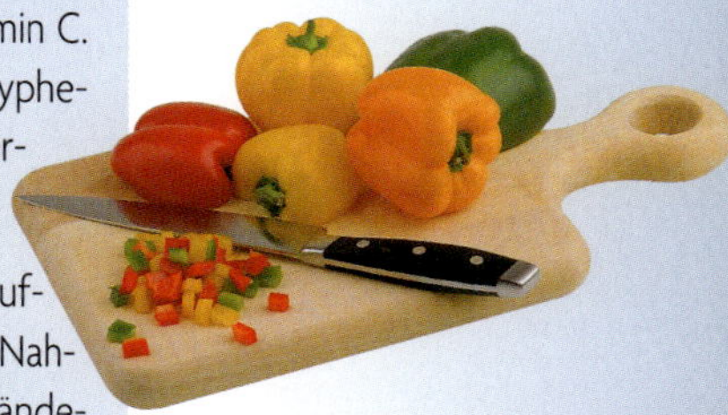

Vitamine und Mineralien in Gewürzen

- Frische Kräuter wie Petersilie, Kresse und Liebstöckel enthalten sehr viel Vitamin C.
- Safran und Estragon enthalten Vitamin-B-Komplexe.
- Petersilie und Dill enthalten viel Mangan.
- Schnittlauch, Garten- und Brunnenkresse sind reich an Kalzium
- Thymian, Garten-und Brunnenkresse sowie Petersilie enthalten viel Eisen: 25 g Petersilie decken den Tagesbedarf an Eisen!

Gewürze zum Abnehmen

In der westlichen Welt galt bisher die Regel: Heilkräuter haben eine medizinische Wirkung, und Lebensmittel sind für die Ernährung da. Am Beispiel der sekundären Pflanzenstoffe lässt sich jedoch erkennen, dass der Übergang zwischen Arzneipflanzen, Heilkräutern und Lebensmitteln fließend ist. In der TCM wurde zwischen Nahrung und Arznei noch nie unterschieden. Insbesondere Gewürze und Kräuter dienen hier nicht einfach nur der geschmacklichen Abrundung eines Gerichtes. Sie können dazu beitragen, ein bestehendes Ungleichgewicht zu harmonisieren, also beispielsweise das Verdauungsfeuer anzufachen oder Energien gleichmäßiger im Körper zu verteilen – und damit beim Abnehmen helfen.

Anis

Tipp

Bereits kleine Mengen Fenchel, Anis, Kümmel helfen, das Essen bekömmlicher zu machen.

Erwärmt die Mitte

Anis schmeckt aromatisch süß. Das Gewürz tonisiert Milz- und Magen-Qi, erwärmt die Mitte, bewegt das Leber-Qi und fördert die Verdauung. Er hat einen ähnlichen Geschmack und eine ähnliche Wirkung wie Fenchel, deshalb kann man Anis in Gerichten vom Geschmack her gegen Fenchel austauschen.

Basilikum

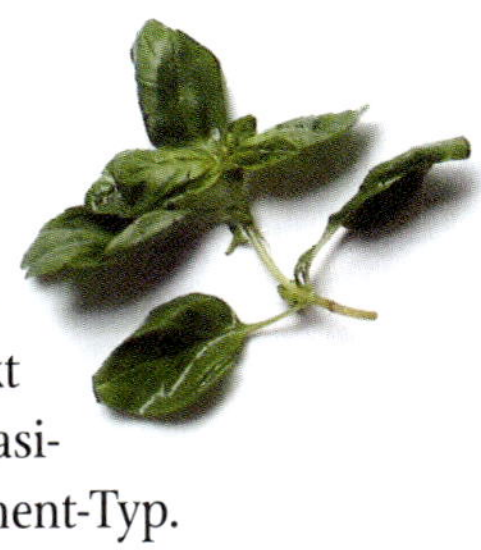

Tipp

Streuen Sie frisches, klein geschnittenes Basilikum über Gemüse- und Reisgerichte.

Macht fröhlich

Basilikum hat eine verdauungsfördernde und harntreibende Wirkung. Es erwärmt die Nieren, stärkt das Milz-Qi und löst eine blockierte Leberenergie. Basilikum eignet sich daher besonders für den Holzelement-Typ.

Basilikum wirkt aber auch gut bei durch Ansammlung von Feuchtigkeit schwerem, dumpfem Kopf, klärt und macht fröhlich.

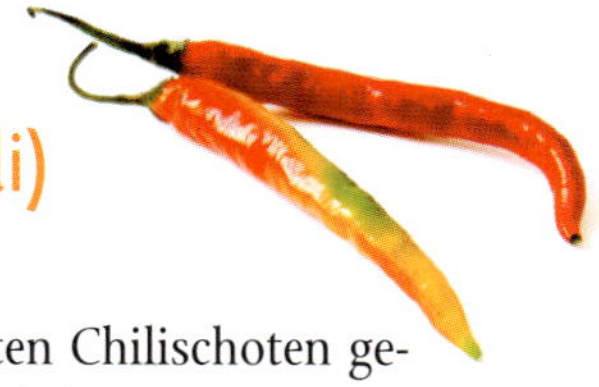

Cayennepfeffer (Chili)

Steigert die Durchblutung

Cayennepfeffer wird aus getrockneten Chilischoten gewonnen. Er erwärmt das Innere und die Nieren, zerstreut Kälte und bewegt Qi und Blut.

Cayennepfeffer enthält Stoffe, die die Durchblutung steigern, beispielsweise die des Herzens. Mexikaner kauen gerne Chilis und man nimmt an, dass sie deshalb wesentlich weniger unter Arteriosklerose und Herzerkrankungen leiden. Tabasco besteht überwiegend aus fermentiertem Chili.

Tipp

Chili eignet sich besonders für Menschen, die unter starkem Kältegefühl leiden.

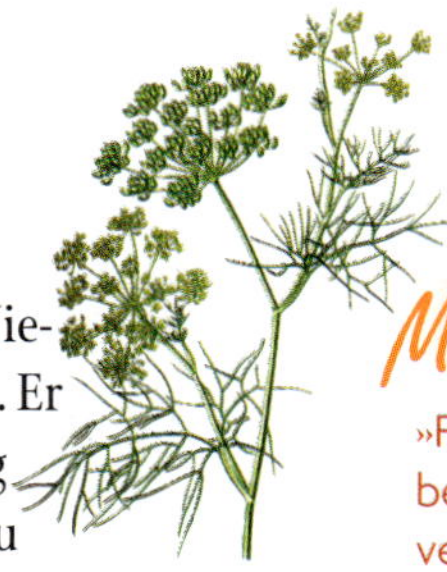

Fenchel

Hilft, Altes loszulassen

Aus traditionell chinesischer Sicht erwärmt Fenchel Nieren, Milz und Magen und löst Blockaden des Leber-Qi. Er erwärmt und stimuliert Stoffwechsel und Verdauung und hilft, angereicherte Feuchtigkeit und Schleim zu entfernen. Fenchel wirkt auch auf körperlicher und seelischer Ebene reinigend, so dass man leichter von Altem loslassen kann.

Fenchel wird in Deutschland häufig nur als Tee benutzt. Er eignet sich jedoch auch hervorragend als Gewürz zu Kohlspeisen, Fisch und Fleischgerichten.

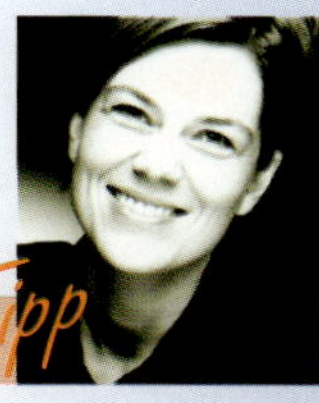

Mein Tipp

»Fenchel, Anis und Kümmel beruhigen den Darm und verringern Feuchtigkeit und Schleim: Zerreiben Sie die Blätter oder auch die Samen immer frisch im Mörser, dann ist die Wirkung am besten.«

Galgant

Wärmt und trocknet

Galgant gehört zur Familie der Ingwergewächse. Es wirkt krampflösend und ist ein sehr gutes Mittel bei geistiger und körperlicher Erschöpfung. Zum Kochen passt es gut zu Geflügel und schmeckt hervorragend in Kombination mit Koriander, Kurkuma und Ingwer.

Hildegard von Bingen empfahl Galgant bei Schleim im Rachen, in der Nase und den Nasennebenhöhlen. In der Klosterheilkunde wurde Galgant als wärmend und trocknend beschrieben und bei Magenschleimhautentzündungen und Magengeschwüren eingesetzt.

Tipp

Benutzen Sie Galgant und Ingwer bei Erkältungskrankheiten. Sie lösen den Schleim und erwärmen.

Tipp

Kurkuma klärt nicht nur den Körper, sondern auch den Geist und fördert die Konzentration.

Gelbwurz (Kurkuma)

Regt den Fettstoffwechsel an

Gelbwurz hört zu den Ingwergewächsen und ist ein wohlschmeckendes leicht scharfes und aromatisch bitteres Gewürz. In der Küche wird der Wurzelstock der Pflanze benutzt. Der gelbe Farbstoff Kurkumin bewirkt die gelbe Farbe des Curry.

Aus Sicht der TCM bewegt Kurkuma das Leber-Qi und löst blockierte Energien in Milz und Magen. Es fördert alle Verdauungsfunktionen, regt den Fettstoffwechsel und die Gallensekretion an und eignet sich aus diesem Grunde gut zur Gewichtsreduktion. Es senkt mit seinen Inhaltsstoffen alle Blutfette, wirkt ausgleichend auf den Blutzuckerspiegel und entgiftend für die Leber. Die enthaltenen ätherischen Öle wirken wärmend.

Wem die normale Gelbwurz zu scharf ist empfehle ich javanische Gelbwurz, Kurkuma xanthorrhiza; sie hat ebenfalls eine gute Wirkung auf den Fettstoffwechsel.

Tipp

Frisch sind Gewürznelken, wenn sich der Stiel beim Zusammenpressen ölig anfühlt.

Gewürznelke

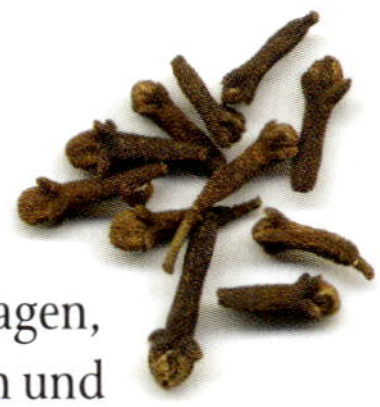

Regt das Verdauungsfeuer an und beruhigt

In der TCM werden Gewürznelken als wärmend, ja sogar als scharf angesehen. Sie erwärmen Milz und Magen, regen das Verdauungsfeuer und beruhigen den Magen und den Geist.

Besonders bei Reizungen der Magenschleimhaut wirken Gewürznelken sehr beruhigend und sollten besonders bei Magenproblemen häufig zum Kochen verwendet werden. Die schmerzlindernde Wirkung dieses Gewürzes kann man selber testen, wenn man auf den Stil beißt und das heraustretende Öl auf die Zunge kommt. Die Zunge fühlt sich an dieser Stelle für kurze Zeit etwas taub an.

Nelken können in Süßspeisen, in Tee und zum Kochen benutzt werden. Besonders gut lassen sie sich mit Zimt, Kardamom, Ingwer und Lorbeer kombinieren.

Ingwer

Fördert Stoffwechsel und Verdauung

Ingwer hat eine angenehme Schärfe, schmeckt aber auch leicht süß, so dass es sowohl zu Herzhaftem als auch zu Süßem passt.

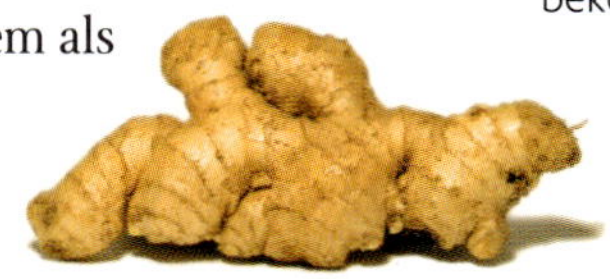

Aus Sicht der chinesischen Medizin tonisiert Ingwer Milz und Magen, löst Schleim und Feuchtigkeit, was besonders bei Gewichtsproblemen nützlich ist.

Ingwer enthält sehr viele wirksame Inhaltsstoffe und ätherische Öle, die die Durchblutung anregen und wärmen. Besonders im Magen-Darm-Trakt wirkt Ingwer stimulierend. Die scharfen Bestandteile regen die Gallensekretion an und fördern so die Fettverdauung. Ingwer enthält außerdem auch Enzyme, die Eiweiß aufspalten können, so dass Fleischgerichte wesentlich besser verdaut werden können.

In mehreren Studien konnte die heilsame Wirkung von Ingwer bei Übelkeit, Erbrechen und Schwindel nachgewiesen werden. Eine entzündungshemmende Wirkung wurde ebenfalls festgestellt.

Bei regelmäßigem Genuss von Ingwer kommt es zum Abbau stressbedingter Erregung sowie zur Besserung von Antriebslosigkeit. Ingwer wirkt insgesamt psychisch ausgleichend.

Die frische Knolle enthält wesentlich mehr Inhaltsstoffe als Ingwerpulver. Die Schale sollte nur sehr dünn geschält werden, da die wichtigsten Inhaltsstoffe unter dieser dünnen Schale liegen.

Tipp

Mit Ingwer gewürzte Fleischgerichte sind wesentlich bekömmlicher.

Tipp

Schälen Sie Ingwer nur dünn, damit die wertvollen Inhaltsstoffe erhalten bleiben.

Kardamom

Königin der Gewürze

In der chinesischen Medizin wird Kardamom als warm, aber nicht hitzig eingeordnet. Kardamom transformiert Schleim, leitet Feuchtigkeit aus, wirkt gegen Schweregefühle und Trägheit. Es stimuliert die Verdauung und das Herz, wärmt die Nieren und tonisiert die Milz. Die positive Wirkung auf den Verdauungstrakt mit Förderung der Gallesekretion konnte in mehreren Studien nachgewiesen werden.

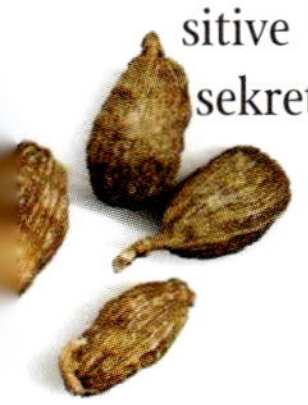

Info

Kardamom schenkt geistige Klarheit und unterstützt die Konzentration.

Tipp

Geben Sie zu je einer Tasse Kaffee eine Prise Kardamom hinzu – Sie werden die angenehme Wirkung sofort spüren!

Als Zusatz in Milchspeisen sorgt es für bessere Verträglichkeit und Verstoffwechselung. Es reguliert einen sauren Magen und beseitigt Mundgeruch. Viele Menschen haben schon die gute Eigenschaft von Kardamom im Kaffee schätzen gelernt, denn es macht das Koffein für den Körper besser verträglich.

Koriander

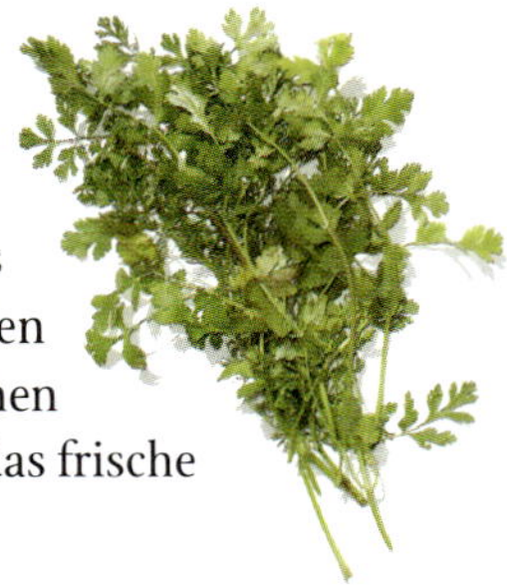

Fördert die Entgiftung

Koriander wird in süßen und pikanten Gerichten eingesetz und ist wie Kurkuma ein Bestandteil des Currys. Erhältlich sind die getrockneten, runden Früchte, die dann im Mörser oder in einer elektrischen Gewürzmühle zerkleinert werden. Häufig ist auch das frische Kraut erhältlich.

Tipp

Koriander sollte nicht als Pulver gekauft werden, da sich die wirksamen ätherischen Öle schnell verflüchtigen.

Koriander eignet sich zur Ausleitung von Schadstoffen, denn er erhöht in der Leber die Aktivität von Entgiftungsenzymen und wirkt so entgiftend auf alle Gewebe des Körpers.

Koriander fördert die Verdauung, was aussagekräftige Untersuchungen belegen. Wenn das Essen häufig wie ein Stein im Magen liegt und ein aufgetriebenes Gefühl im Oberbauch besteht, dann sollte mit Koriander gewürzt werden.

Auf der psychischen Ebene wirkt Koriander angstlösend, beruhigend und stimuliert die sexuelle Energie.

Kresse

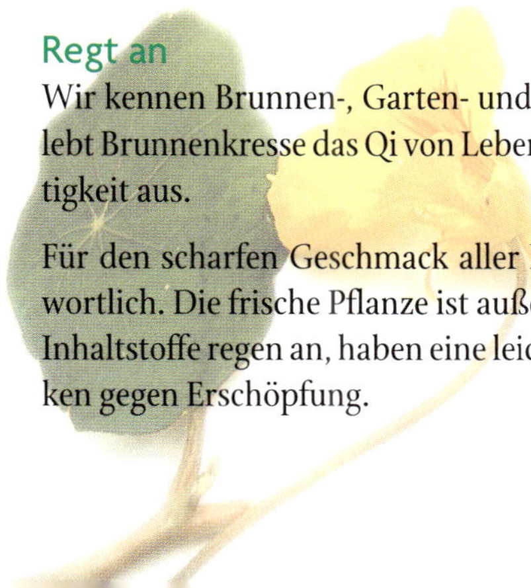

Regt an

Wir kennen Brunnen-, Garten- und Kapuzinerkresse. In der TCM belebt Brunnenkresse das Qi von Leber und Gallenblase und leitet Feuchtigkeit aus.

Für den scharfen Geschmack aller Kressearten ist das Senföl verantwortlich. Die frische Pflanze ist außerdem reich an Vitamin C, weitere Inhaltstoffe regen an, haben eine leicht keimtötende Wirkung und wirken gegen Erschöpfung.

Kreuzkümmel (Kumin)

Wirkt ausgleichend

Kreuzkümmel enthält viele ätherische Öle, die auf das Verdauungsfeuer anregend wirken. Er wirkt kühlend und gleicht so die hitzige Wirkung von Gebratenem, Geröstetem und Gegrilltem aus.

Kreuzkümmel ist in Currymischungen enthalten. Er enthält wie Thymian Thymol und wirkt dadurch schleimlösend. Die enthaltenen ätherischen Öle verstärken die Hautdurchblutung.

Tipp

Am besten mahlen Sie auch hier das Pulver selbst, denn so bleiben die ätherischen Öle besser erhalten und die Wirkung ist um ein Vielfaches besser als bei gekauftem Pulver.

Kümmel

Wirkt psychisch stabilisierend

Kümmel ist sehr aromatisch und und schmeckt leicht bitter. Seine Wirkstoffe regen den Magen an, fördern die Fettverdauung und sorgen für eine bessere Bekömmlichkeit von schwer verdaulichen Speisen. Kümmel passt gut zu Brot, Fleisch-, Fisch-, Kohl- und Bohnengerichten. Im frisch gemahlenen Zustand ist er wesentlich aromatischer.

Kümmel hat eine psychisch stabilisierende Wirkung bei gehetzten, unruhigen Personen. Er wird bereits im 15. Jahrhundert in alten Arzneibüchern denen empfohlen, die schnell dick werden.

Tipp

Um beim Essen nicht auf ganze Kümmelsamen zu beißen, kann man ein Gewürzei oder Gewürzsäckchen mit Kümmel in den Kochtopf hängen. Die wertvollen Inhaltsstoffe werden dann an das Gericht abgegeben. Auch die Anschaffung einer eigenen Gewürzmühle für Kümmel lohnt sich.

Liebstöckel

Stärkt die Verdauung

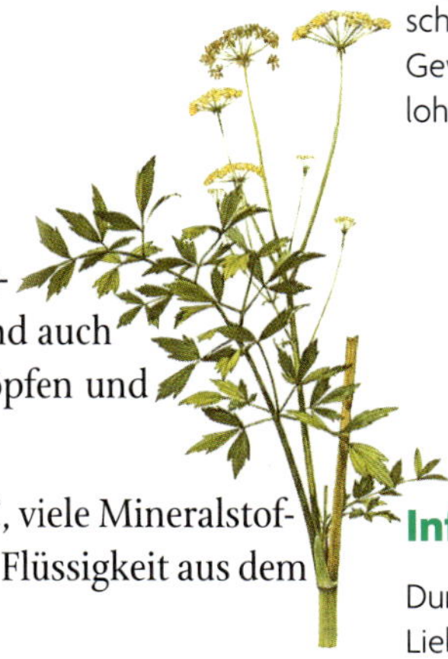

Liebstöckel ist die Grundlage von Maggi-Gewürzflüssigkeit, weswegen man es im Volksmund auch Maggikraut nennt, und passt zu Suppen, Eintöpfen und Gemüsegerichten.

Liebstöckel enthält große Mengen an Vitamin C, viele Mineralstoffe sowie Inhaltsstoffe, die die Ausscheidung von Flüssigkeit aus dem Körper fördern.

In der TCM wirkt Liebstöckel stärkend auf Milz, Magen und Nieren, bewegt das Leber-Qi und erwärmt.

Info

Durch das aromatische Liebstöckelkraut kann Salz eingespart werden.

Lorbeerblätter

Stärken das Erdelement

Lorbeerblätter bewegen das Leber-Qi und stärken das Erdelement. Schon Hippokrates verabreichte Lorbeerblätter als abschwellendes Mittel, in der Volksheilkunde wurde Lorbeer bei rheumatischen Beschwerden, zur Verdauungsförderung und vor allem als Gewürz eingesetzt.

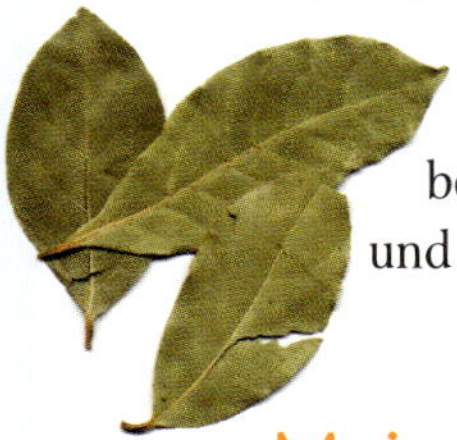

Majoran

Heilt Kopfschmerzen

Majoran wirkt heilend bei dumpfem Kopfschmerz und Müdigkeit und leitet bei Schnupfen Feuchtigkeit und Schleim aus. Es stärkt das Qi von Milz und Magen und hat verdauungsfördernde Eigenschaften. Das Gewürz passt gut zu Kartoffel- und Fleischgerichten.

Muskatnuss

Hilft bei Qi-Schwäche

Die Muskatnuss wurde im 15. Jahrhundert von portugiesischen Seefahrern nach Europa gebracht und galt damals als Allheilmittel. Die halluzinogene Wirkung wurde früh erkannt.

Die Chinesen benutzen Muskatnuss, um den Magen zu erwärmen und den Qi-Fluss zu regulieren. Er wird beim Morgendurchfall und bei anderen Qi-Schwäche-Zuständen eingesetzt. Das Gewürz macht alles schwer Verdauliche bekömmlicher.

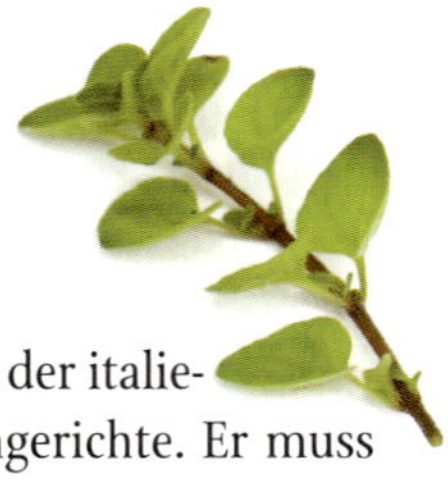

Oregano

Schenkt Gelassenheit

Oregano ist eng mit Majoran verwandt. Er wird in der italienischen Küche verwendet für Pizza und Tomatengerichte. Er muss vor Licht und Hitze geschützt und in einem gut verschlossenen Gefäß aufbewahrt werden.

Aus Sicht der TCM tonisiert Oregano das Milz-Qi und bewegt das gestaute Leber-Qi.

Oregano fördert die Proteinverdauung, beruhigt das innere Feuer und eine zu starke Willensenergie und sorgt so für mehr Entspannung. Insbesondere Menschen des Holzelement-Typs sollten Oregano großzügig verwenden.

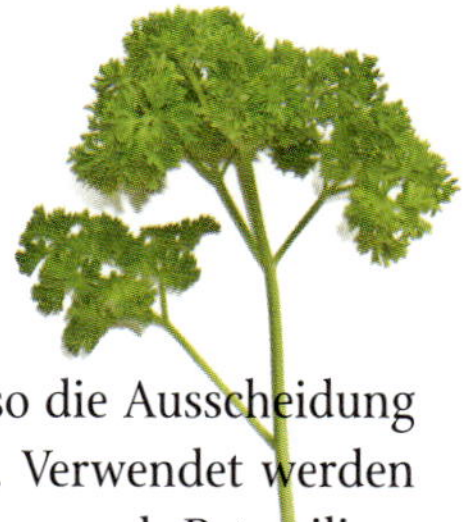

Petersilie

Entwässert

Petersilie tonisiert das Nieren-Yang und fördert so die Ausscheidung von Flüssigkeit. Sie bewegt blockiertes Leber-Qi. Verwendet werden kann das frische Kraut, aber auch die Petersilienwurzel. Petersilienblätter enthalten sehr viel Vitamin C.

In der Volksheilkunde wird Petersilie bei Verdauungsbeschwerden und zur Durchspülung der ableitenden Harnweg benutzt.

Rosmarin

Wärmt und kräftigt das Herz

Frischer Rosmarin schmeckt sehr intensiv, so dass viele das getrocknete Kraut bevorzugen. Das Gefäß, in dem das Gewürz aufbewahrt wird, muss gut verschlossen sein, sonst gehen zu viele ätherische Öle verloren. Rosmarin schmeckt gut zu Fleisch-, Fisch-, Käse- und Gemüsegerichten.

In der TCM stärkt Rosmarin die Aktivität des Herzens und bewegt blockiertes Qi der Leber. Es erwärmt die Nieren, stärkt das Verdauungsfeuer und das Yang der Milz, fördert den Gallefluss und die Fettverdauung und erwärmt die Extremitäten. Außerdem verbessert es die Durchblutung des Herzens, wirkt belebend und vertreibt Müdigkeit. Er ist besonders günstig, wenn wir uns lange konzentrieren müssen und verbessert unser Gedächtnis.

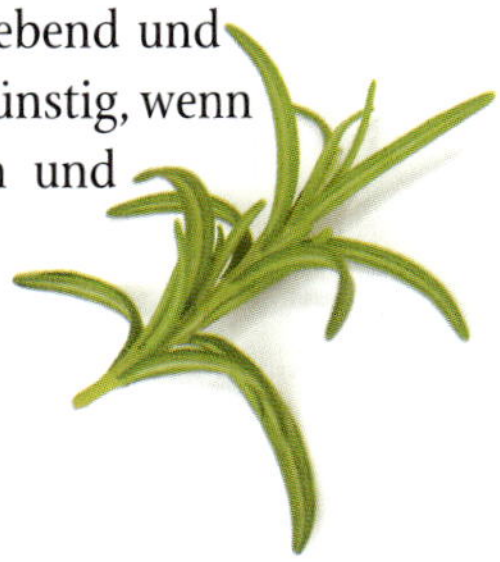

Tipp

Rosmarin verbessert das Gedächtnis und hilft, sich lange zu konzentrieren.

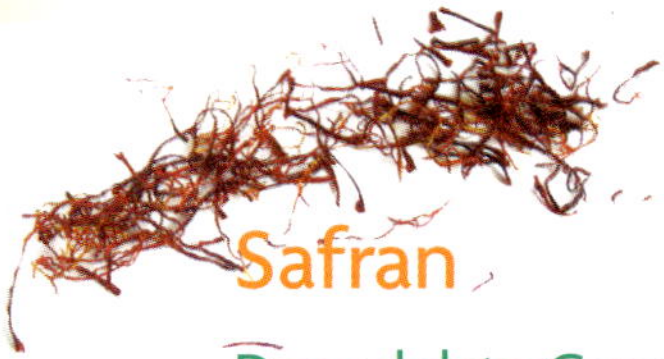

Safran

Das edelste Gewürz der Welt

Safran sind die Blütenfäden eines Schwertliliengewächses, die einen aromatisch-bitteren Geschmack haben. Die normale Dosierung liegt bei einem halben bis drei Fäden, größere Mengen können giftig sein.

Nach der TCM bewegt Safran Qi und Blut, tonisiert das Qi der Milz und erwärmt den mittleren Erwärmer und die Nieren.

Bereits in der Antike war Safran das teuerste Gewürz. Es ist gleichzeitig Färbemittel und Gewürz. Er stimuliert die Verdauung, indem es die Magensäuresekretion anregt, den Kreislauf und das weibliche Genitalsystem. Riboflavin, ein B-Vitamin des Safrans, regt die Energieproduktion aus Fetten und Kohlenhydraten an.

Safran beeinflusst auch die Psyche: Er wirkt besänftigend auf das Herz, hat eine gute Wirkung bei Depressionen und Ängsten und macht fröhlich. Nach alter Heilkunde soll Safran die Sinnlichkeit stärken.

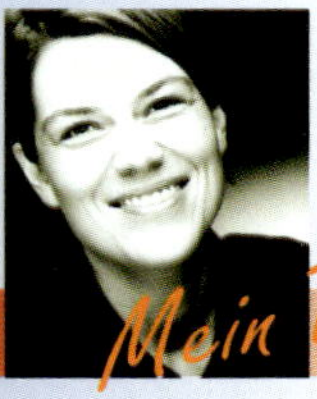

Mein Tipp

»Da die Inhaltsstoffe des Pfeffers nicht hitzestabil sind, sollten Sie Pfeffer nicht mitkochen oder -braten, sondern ihn ganz frisch über das fertige Gericht mahlen.«

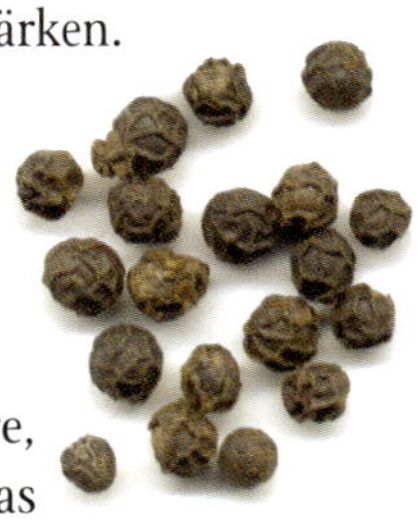

Schwarzer Pfeffer

Stimuliert den Stoffwechsel

In der chinesischen Medizin erwärmt Pfeffer das Innere, zerstreut Kälte und leitet Feuchtigkeit aus. Er verteilt das Qi im Körper und erwärmt die Nieren. Außerdem regt schwarzer Pfeffer die Sekretion von Speichel, Magensäure und Enzymen der Bauchspeicheldrüse an, hilft bei der Verdauung von Hülsenfrüchten, Salaten und Fleisch und führt insgesamt zu einer verbesserten Verdauung.

In Untersuchungen konnte eine Beeinflussung der Leber und des Grundstoffwechsels nachgewiesen werden.

Pfeffer regt im gesamten Magen-Darm-Trakt die Thermorezeptoren an. Aufgrund einer Steigerung der Stoffwechselprozesse wird Energie vermehrt in Wärme statt in Körperfett umgewandelt. Diese Wärme breitet sich im gesamten Körper aus, was wissenschaftlich als »thermic food effect« bezeichnet wird. Zusätzlich unterstützt das im Pfeffer enthaltene Piperin den Körper bei der Aufnahme und Verwertung von Vitalstoffen.

Studien belegen die schleimhautschützende Eigenschaft von Pfeffer. Er kann auch problemlos bei Schleimhautreizungen im Magen verwendet werden.

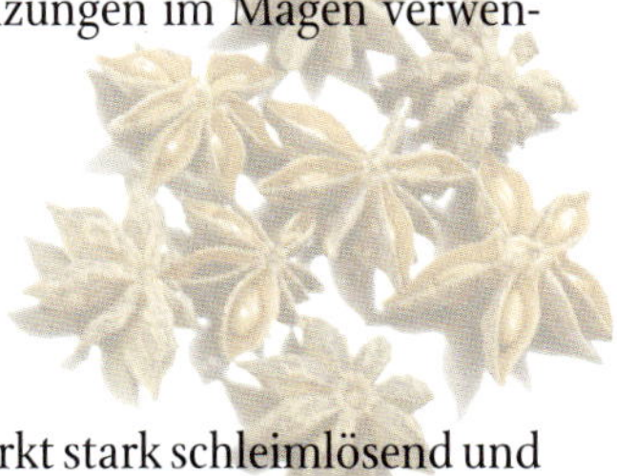

Sternanis

Löst Körperflüssigkeiten

Sternanis schmeckt ähnlich wie Anis. Er wirkt stark schleimlösend und fördert die Sekretion von Magensäure und Speichel, steigert die Harnproduktion und fördert den Milchfluss. Die ätherischen Öle des Sternanis wirkenentspannend und entkrampfen beispielsweise den Magen-Darm-Trakt. Bei den alten Griechen galt Sternanis als Aphrodisiakum und als Mittel, um die Jugendlichkeit zu erhalten. Als Gewürz passt es zu Früchten, Plätzchen und Brot, aber auch zu Fleisch- und Fischgerichten und in Alkoholika.

Süßholz

Beruhigt den Magen

Das Gewürz wird aus der getrockneten Wurzel eines Schmetterlingsblütlers gewonnen. In der TCM stärkt Süßholz das Erdelement und wirkt ausgleichend. Es wirkt tonisierend auf Milz und Magen, kühlt inneres Feuer, beruhigt den Geist und löscht den Durst.

Süßholztee beruhigt das Magenfeuer und lindert so Sodbrennen, Magenschleimhautentzündung und Heißhunger.

Auf der seelischen Ebene ist Süßholz besonders für die Menschen geeignet, die das rechte Maß verloren haben und wieder den goldenen Mittelweg finden sollten.

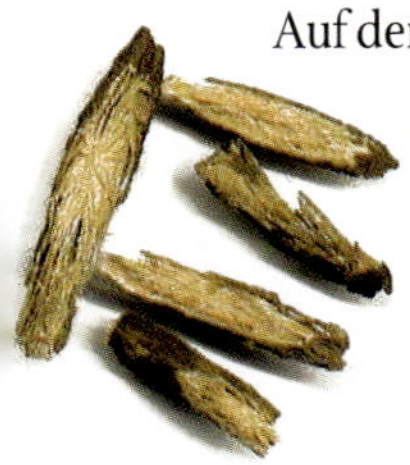

Tipp

Süßholz hilft als Tee in einer Mischung mit Fenchel, Brennnessel, Zitronenmelisse und Pfefferminze bei Magenproblemen.

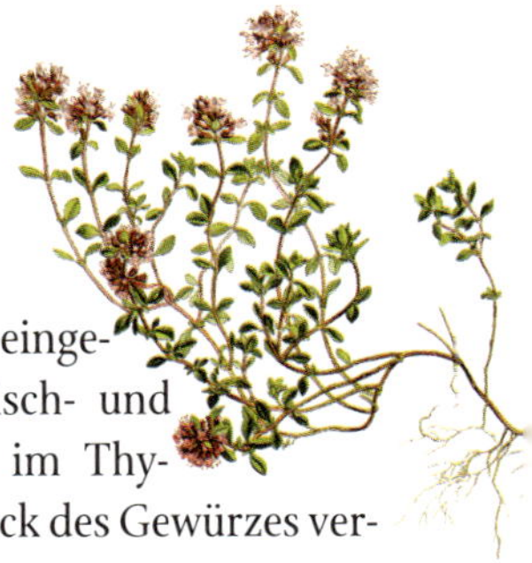

Thymian

Entspannt und erwärmt

Tipp

Fördern Sie Ihre Aufmerksamheit durch Thymiantee.

Thymian wird häufig in der französischen Küche eingesetzt und eignet sich als Zutat zu Fleisch-, Fisch- und Gemüsegerichten. Thymol, ein ätherisches Öl im Thymian, ist für den intensiv-aromatischen Geschmack des Gewürzes verantwortlich und hat zudem antiseptische Wirkung.

Aus Sicht der TCM leitet Thymian Feuchtigkeit aus und unterstützt die Verdauungsfunktion, indem es das Milz-Qi stärkt und die Mitte erwärmt. Thymian löst Schleim, vor allem in den Atemwegen, und wirkt antiseptisch. Deshalb ist Thymian häufig Bestandteil in Hustensaft. Die schleimlösenden Eigenschaften konnten in mehreren wissenschaftlichen Studien nachgewiesen werden.

Thymian wirkt außerdem krampflösend, entspannend und schafft eine klare Konzentration. Thymiantee eignet sich sehr gut zur Förderung der Aufmerksamkeit bei längerem geistigen Arbeiten.

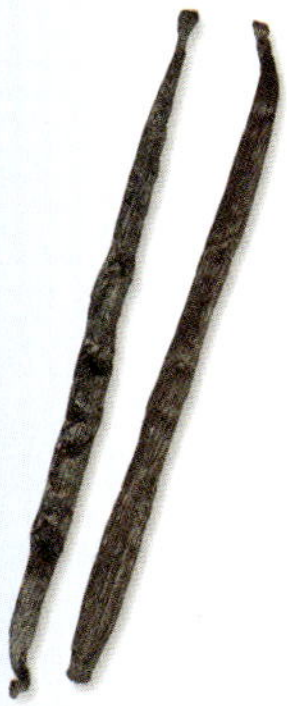

Vanille

Für die Sinnlichkeit

Bei der Vanille wird die reife Frucht einer Orchideenart verwendet. Das Aroma ist in den Samen konzentriert.

Zusammen mit Safran gehört die Vanille zu den teuersten Gewürzen. Die meisten Menschen reagieren auf den Vanilleduft sehr positiv. Es ist ein Gewürz der Sinnlichkeit.

Wacholderbeeren

Leiten Feuchtigkeit aus und erwärmen

Tipp

Erdelement-Typen, die zu Kälte neigen und schnell zunehmen, sollten häufiger mit Wacholder kochen beziehungsweise die Beeren als Tee zu sich nehmen.

Die blauschwarzen »Beeren« (eigentlich sind es die Zapfen des Wacholders) werden zerdrückt oder ganz verwendet. Ihr Geschmack ist sehr kräftig, so dass man lediglich 6–8 Beeren auf einmal verwenden sollte. Wacholder schmeckt gut in Kohlgerichten, Suppen und zu Braten.

In der chinesischen Medizin tonisieren die Beeren das Nieren-Yang und damit das Verdauungsfeuer und fördern so die Wasserausscheidung. Magen und Milz werden gestärkt und Blockaden durch schwerverdauliche Nahrungsmittel werden gelöst.

Die positive verdauungsfördernde- und wasserausscheidende Wirkung des Wacholders wurde in Studien belegt und beruht auf den ätherischen Ölen der Beeren. Wacholderbeeren führen auch zu einer besseren Durchblutung der Muskulatur und regen die Funktion des Herzens an. Wacholder wirkt bei Kältegefühlen im unteren Rücken, in Füßen und Händen, bei Müdigkeit und innerem Rückzug.

Zimt

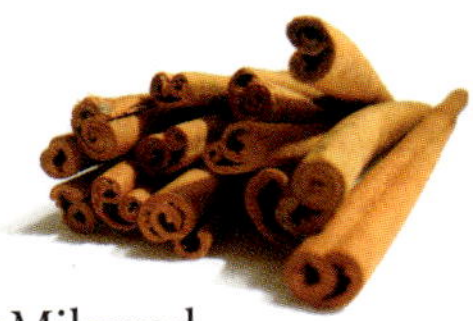

Erwärmt und beruhigt

In China gilt Zimt als kräftigendes Heilmittel bei Qi-Schwäche der Nieren. Es stimuliert das Verdauungsfeuer, wirkt stark erwärmend, stärkt Milz und Magen, harmonisiert Atmung, Herz und Kreislauf und wirkt gegen nervöse Unruhe.

Wegen seiner erwärmenden Wirkung vertreibt Zimt besonders im Winter die Kälte und ist sehr hilfreich bei Erkältungskrankheiten.

Tipp

Zimt schmeckt in Kaffee und Tee besonders gut.

Zitronenmelisse

Beruhigt Geist und Magen

Zitronenmelisse stammt aus dem Mittelmeerraum. Bereits in der Klostermedizin waren ihre beruhigenden Eigenschaften bekannt. Sie hilft bei Überarbeitung, Abgespanntheit und Verdauungsbeschwerden.

Aus Sicht der TCM bewegt es das Leber-Qi und Herz-Qi, stärkt das Milz-Qi und beruhigt den Magen.

Tipp

Trinken sie Zitronenmelissentee am Abend vor dem Schlafen.

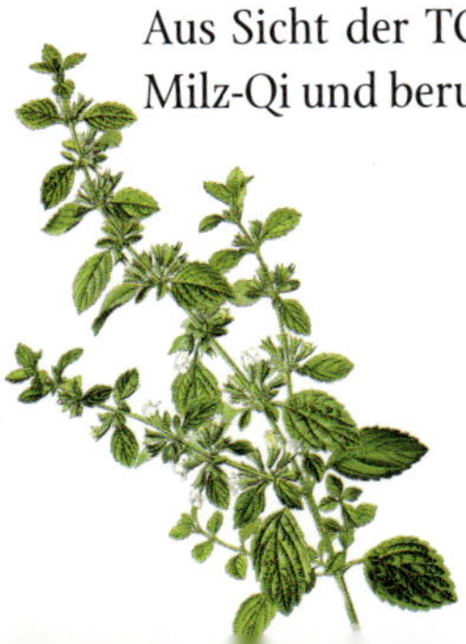

Gewürzmischungen

Die Zutaten für die folgenden Mischungen sollten immer frisch zermahlen werden, da dann die ätherischen Öle ihre Wirkung am besten entfalten. Die angegebenen Mengen beziehen sich auf das zermahlene Gewürz.

Mischung für Süßspeisen

Diese Mischung passt gut zu Getreidemus, Pudding und Obstspeisen: 1 EL Zimt, 1 EL Kardamom, 1 EL Gewürznelken, 1 Tl Sternanis, 1 TL Ingwer

Gewürzmischung für vegetarische Gerichte

1 EL Zimt, 1 EL Kardamom, 1 TL Gewürznelken, 1 TL Pfeffer, Muskat

Tipp

Currymischungen kurbeln den Fettstoffwechsel an und passen gut zu Fisch, Fleisch, Geflügel und Reis.

Scharfe Currymischung (für den Erdelement-Typ)

3 EL Koriandersamen, $1^1/_2$ EL Kurkuma, 2 TL Ingwerpulver, $1^1/_2$ TL Kreuzkümmel, 1 TL schwarzer Pfeffer oder Chili nach Geschmack

Milde Currymischung (für den Holzelement-Typ)

1 EL Kurkuma, $1^1/_2$ EL Kreuzkümmel, $^1/_2$ EL Kardamom, $^1/_2$ EL Ingwer, $^1/_2$ TL Muskat – alle Gewürze frisch gemahlen bzw. getrocknet.

Chinesische Gewürzmischung (für beide Typen)

$^1/_2$ EL Zimt, 1 EL Ingwer, 1 EL Fenchelsamen, 1 TL frisch gemahlene Pfefferminze

Info

Knoblauch – die tolle Knolle! Er wirkt antibakteriell und hemmt das Wachstum von Krebszellen. Der Inhaltsstoff Alliin senkt die Blutfette, weitere Inhaltsstoffe wirken auf die Blutgerinnung.

Gewürzmischung für Fischgerichte (für beide Typen)

Die folgende Gewürzmischung eignet sich besonders zum Einlegen (Marinieren) von Fisch: 1 TL Koriandersamen, 1 TL Thymian, 1 TL schwarzer Pfeffer, 1 frische Knoblauchzehe, 1 TL Fenchelsamen, frischer Zitronensaft

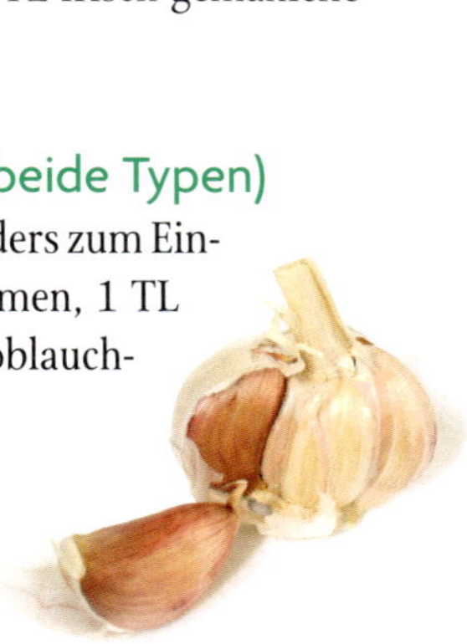

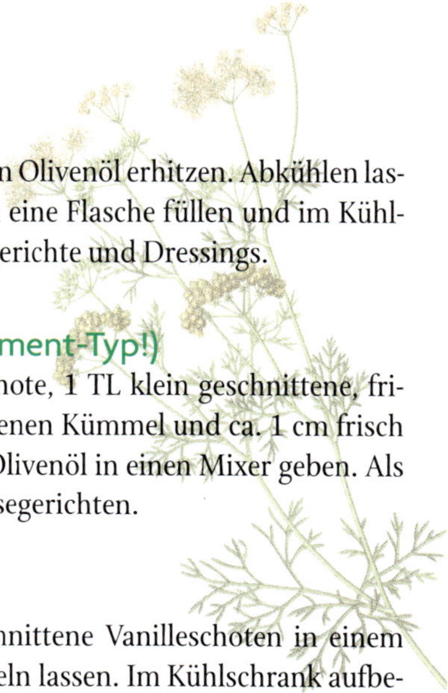

Ingweröl

Streifen von Ingwer (ca. 2 cm breit) in Olivenöl erhitzen. Abkühlen lassen, mit 200 ml mildem Olivenöl in eine Flasche füllen und im Kühlschrank aufbewahren. Für Gemüsegerichte und Dressings.

Chilipaste (nur für den Erdelement-Typ!)

Eine mittelgroße, entkernte Chilischote, 1 TL klein geschnittene, frische Korianderblätter, 1 TL zerstoßenen Kümmel und ca. 1 cm frisch geriebene Ingwerwurzel mit etwas Olivenöl in einen Mixer geben. Als Marinade für Fleisch oder zu Gemüsegerichten.

Vanille-Ahornsirup

300 ml Ahornsirup und 2 aufgeschnittene Vanilleschoten in einem Topf erhitzen. Einige Minuten köcheln lassen. Im Kühlschrank aufbewahren und zum Getreidebrei essen.

Ingwertee (für beide Typen)

Ingwerwurzel (ca. 1 cm) in dünne Scheiben schneiden, mit einem Viertel unbehandelter Zitrone in kochend heißem Wasser aufkochen und 5 Minuten ziehen lassen. Evtl. mit braunen Zucker süßen.

Yogi-Tee (nur für den Erdelement-Typ!)

2 El zerkleinerte Zimtstangen, nicht gemahlen, 2 EL Kardamon zerkleinert, 2 EL Ingwer (getrocknet), 2 EL Nelken, 2 EL Pfeffer. Von dieser Gewürzmischung 1 gehäuften Teelöffel auf 1 Liter Wasser geben und 25 Minuten köcheln lassen; evtl. $^{1}/_{4}$ Liter Milch, braunen Zucker oder Ahornsirup nach Geschmack zugeben.

Info

Yogi-Tee eignet sich nicht für den Holzelement-Typ!

Gewürz-Chai

- Schwarzen Tee mit 1 Zimtstange, 3 Kardamomkapseln und 3 Pfefferkörnern 10 Minuten kochen, mit aufgeschäumter Milch und etwas Kakaopulver trinken.
- Schwarzen Tee mit frischem Ingwer (ca. 1 cm, in dünne Scheiben geschnitten), 1 Zimtstange und etwas Pfeffer 5 Minuten köcheln und weitere 5 Minuten ziehen lassen; evtl. mit etwas warmer Milch trinken.

Tipp

Für Yogi-Tee und Gewürz-Chai können Sie problemlos immer wieder neue Gewürzmischungen selber zusammenstellen.

Register

UNSER LESER-SERVICE FÜR SIE

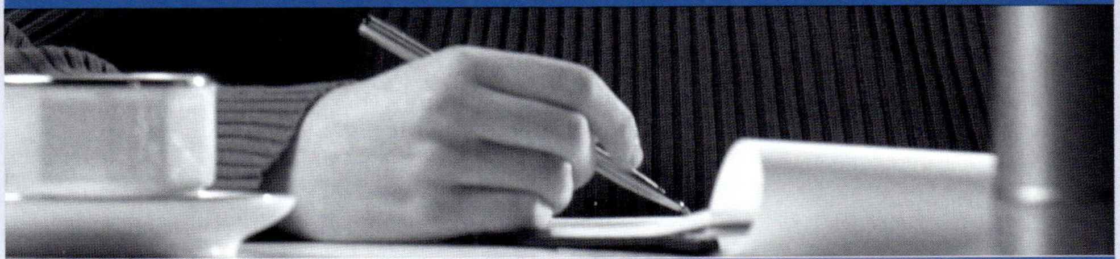

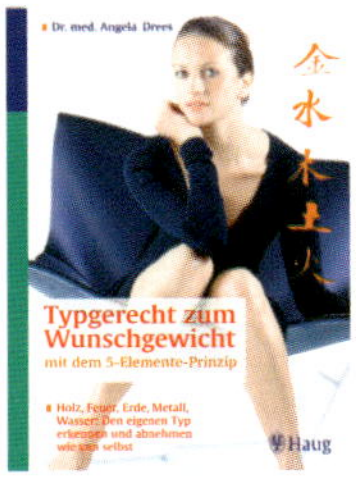

Liebe Leserin, lieber Leser,

wir freuen uns, dass wir Ihnen mit diesem Buch weiterhelfen konnten. Fragen zum Inhalt dieses Buches leiten wir gern an die Autorin oder den Autor weiter.

Auch Anregungen und Fragen zu unserem Programm wie auch Ihre Kritik sind uns herzlich willkommen!

Denn: **Ihre Meinung zählt.**
Deshalb zögern Sie nicht – schreiben Sie uns!

Ihre

Dr. Elvira Weißmann-Orzlowski

- Adresse: Lektorat Haug Verlag
  Postfach 30 05 04
  70445 Stuttgart
- E-Mail Leserservice: heike.bacher@medizinverlage.de
- Fax: 0711-8931-748